U0198748

第65岁一次健身，

王梦俐 / 译

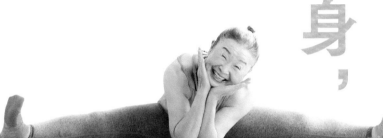

87岁成为教练

93岁健身奶奶的长寿秘诀

［日］泷岛未香 / 著

［日］中泽智治 / 编

中信出版集团｜北京

图书在版编目（CIP）数据

65 岁第一次健身，87 岁成为教练：93 岁健身奶奶的
长寿秘诀 /（日）泷岛未香著；（日）中泽智治编；王
梦俐译. -- 北京：中信出版社，2025. 1. -- ISBN
978-7-5217-7192-3

Ⅰ. R161.1

中国国家版本馆 CIP 数据核字第 20247P01C6 号

65 岁第一次健身，87 岁成为教练——93 岁健身奶奶的长寿秘诀
著者：　　［日］泷岛未香
编者：　　［日］中泽智治
译者：　　王梦俐
出版发行：中信出版集团股份有限公司
　　　　　（北京市朝阳区东三环北路 27 号嘉铭中心　邮编　100020）
承印者：　北京启航东方印刷有限公司

开本：880mm×1230mm　1/32　　印张：4.75　　字数：70 千字
版次：2025 年 1 月第 1 版　　　　印次：2025 年 1 月第 1 次印刷
京权图字：01-2025-0053　　　　　书号：ISBN 978-7-5217-7192-3
　　　　　　　　　　　定价：59.00 元

目 录

第 1 章   Takimika 的七大习惯

\第 **2** 章/ **Takimika 体操·基础篇**
"三处放松、一处锻炼"

\ 第 **3** 章 / Takimika 的人生前半场
"关关难过关关过！"

第 4 章 Takimika体操·肌肉训练篇
"四项训练打造最强健的体魄"

前 言

各位读者，大家好！我叫泷岛未
香，周围的人多叫我"Takimika"。

我于昭和六年，也就是公历 1931
年 1 月 15 日出生，在日本东京都
品川区一带长大。

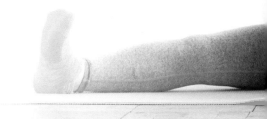

在婚后的 40 年里，我一直作为家庭主妇在家全心全意照顾孩子。

如今孩子们都已长大成人并且各自独立生活，而我也在享受和丈夫的二人世界。

不好意思，我一边拉伸
一边跟大家打招呼

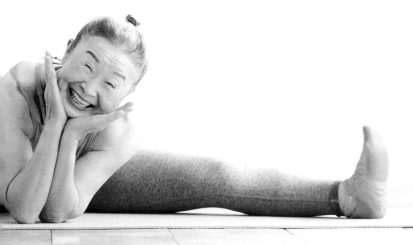

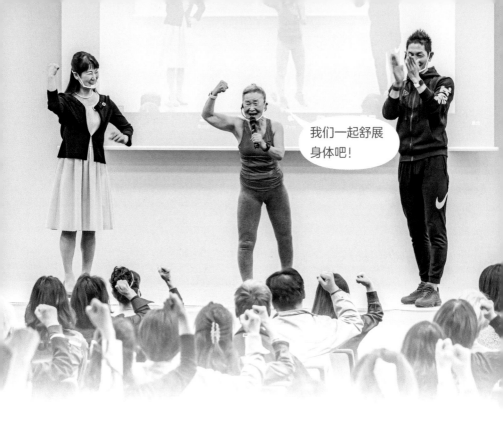

今年①，我 **90** 岁了，是日本年纪最大，仍在开班授课的健身教练。

所有人都能做到，
几岁开始都不晚。

Takimika 体操正是基于这样的理念创造的。

①　原书于 2021 年在日本首次出版。——编者注

我一直奔波于日本各地，希望把它传授给更多的人。

我初次担任教练是在我 87 岁之时。

这样看来，起步可以说是相当晚了。

若问我运动神经是否从过去就一直很发达，我会回答，没有，完全没有这回事。

毕竟，

我第一次体验所谓的"运动"，是在我 65 岁之时。

在此之前，与运动相关的经历，无非战争年代参与过水桶传递救援训练，或是后来养小孩，把小孩放在背上，可以说运动经验为零。

自从开始运动，
我成功减掉了 30 斤

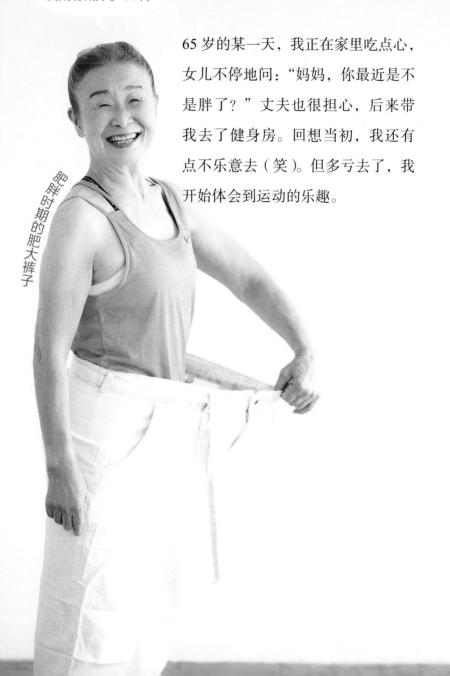

肥胖时期的肥大裤子

65 岁的某一天，我正在家里吃点心，女儿不停地问："妈妈，你最近是不是胖了？"丈夫也很担心，后来带我去了健身房。回想当初，我还有点不乐意去（笑）。但多亏去了，我开始体会到运动的乐趣。

最近，我得到了很多参加电视节目和登上杂志的机会。之后，便有观众或读者发消息问我："我也能变得像你一样吗？"

或许是因居家时间变长，不仅许多即将年满60岁，或即将退休的老人对未来的健康状况感到担忧，就连很多20~40多岁的人也同样如此。

虽说60岁已是花甲之年，但与我相比还年轻30岁呢。坦白来讲，以我的视角来看，60岁不过是婴儿般的年纪，那么更年轻的人，不就等于没出生吗？（笑）

所以呀，各位一定没问题的。

并非"成为我"，而是一定能"超越我"。

只要开始改变，就什么时候都不晚。

你可以从现在开始，也可以从明天开始。

即便是我这个年龄的人也是如此。

在今后的人生旅途中，当下将是我们最年轻的一刻，

所以千万不要放弃啊。

只要生命不息，就会有无数个"第一次"等着我们。

我希望大家不要害怕尝试！

你看，我第一次的时候，也是什么都不会。

从琐碎事物到人生大事，

我常常因为体验新事物而雀跃，心态也变得年轻了。

值得一提的是，我在 74 岁那年，有幸邂逅了草裙

65 岁	第一次去健身房运动
70 岁	第一次挑战体前屈式一字马
	（三年后成功做到）
72 岁	第一次挑战游泳和马拉松
74 岁	开始学习憧憬已久的草裙舞
80 岁	第一次挑战杠铃训练
87 岁	第一次担任健身教练
88 岁	人生第一次挑战跳绳
89 岁	第一次贴假睫毛
	第一次使用智能手机在社交网络上发言
	第一次体验"国际课程"
90 岁	第一次上真正的音乐课

舞，如今它已是我活着的意义。

另外，我想开口说英语，目前正在参加专门的英文自我介绍训练。
希望有一天我也能在国外授课。

你只是活着，就足够完美了

托大家的福，我有幸开启了生命的第九十个年头。
此刻我的身体已达到了整个人生中最灵活的状态。

所以，我想告诉各位一句话。

年龄只是一个数字。

数字只是一个记号。
不是你的伙伴，也不是你的敌人。
你最好的伙伴，是你自己。

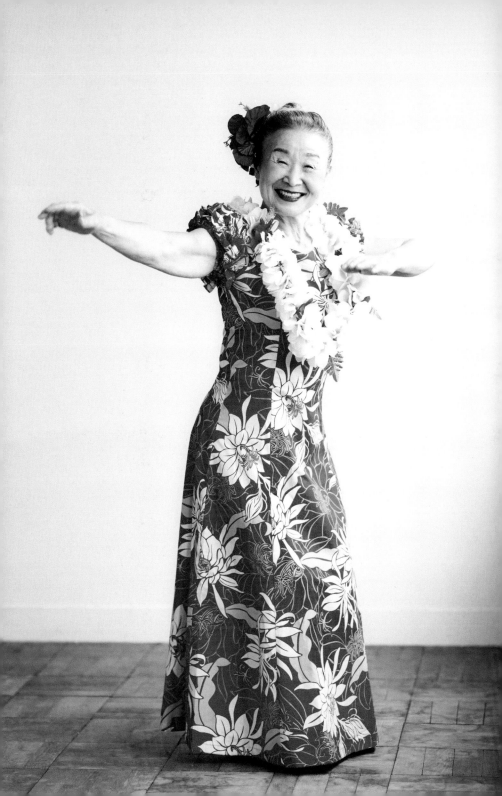

不要被数字操控，不要视数字为界限。

请多为自己加油打气。

这样一来，你一定会无所不能。

2020 年以后，世界上发生了很多不幸的事情。

时至今日，仍然有人生活在困苦与艰难之中。

但是各位读者朋友，你们还在好好活着，

只是基于这一点，我便想大声说："**还不晚，你们可以的！**"

我经历过真实的战争，对这些道理了然于心。

这个世界依然充满希望。

人时而气馁，时而失去干劲。
活着从不是一件轻松简单的事情。

但是，各位想听听我的想法吗？
即使心灵遭受重创，也无须过于担忧。
即使身陷困境，只要不放弃，破碎的心灵也会不知
不觉再次焕发生机。
内心也会变得更加强大，支撑你勇往直前。

你们可能笑话我说大话，但**我的梦想**便是在传授
Takimika体操的过程中，以这样的方式让每个人充
满朝气，**让"放弃"从世界上消失**。

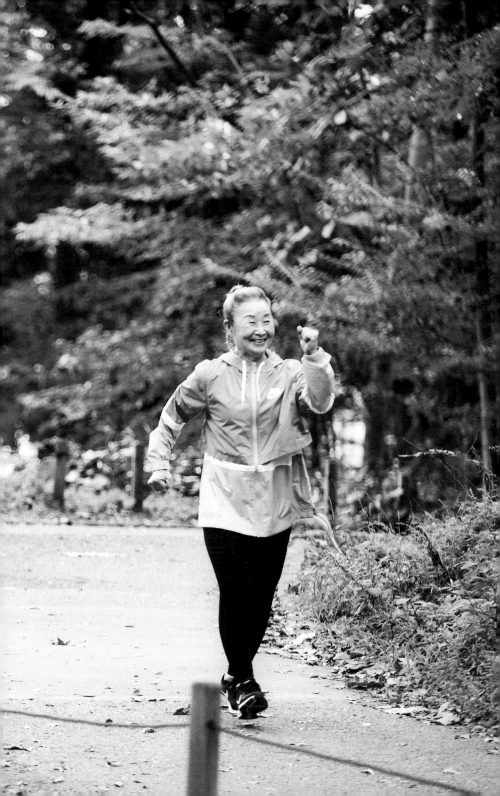

要实现这个梦想，首先要让各位的身体和心灵得到放松，变得精神饱满。

心动则身动，
身动则心动。

若本书中介绍的Takimika体操或者我的一番话语，能给各位带来一丝丝帮助，我将不胜欣喜。

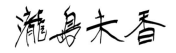

什么是Takimika体操?

Takimika体操是一种几岁开始都不晚，即使没有运动经验，也能持续练习的体操。

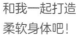

和我一起打造
柔软身体吧!

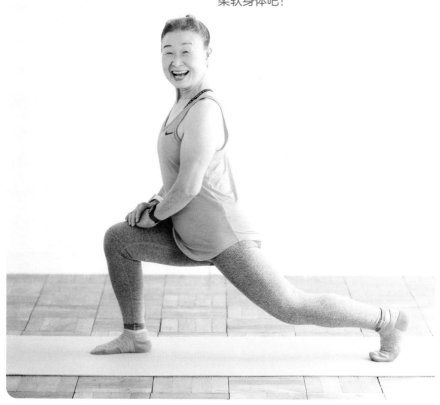

我基于自身从零开始的运动经历，与我的师傅，同时担任私人教练的中泽智治老师共同打造了这套体操。从 9 岁的孩童到与我同辈的 90 多岁老人，都可以轻松地坚持下来（当然 100 岁的人也是完全可以的）。

　　而且，为了让小小体操发挥出大作用，我们严格挑选了能让全身各处得到放松与锻炼的体操动作。其理念涵盖以下三大方面：

①放松肩胛骨、脊椎、髋关节
②锻炼躯干
③塑造全身肌肉

　　不需要任何辅助器械及道具，无论是居家还是外出，只要抓住片刻的闲暇时光，独自一人就能随时随地轻松练习。

而且，Takimika体操最大的特征是，只要坚持下去，**就会变得喜欢挑战新事物**。

其原因是身体素质提高后，活动范围便会扩大，注意力、体力及精力都会有所改善，从而变得喜欢挑战各种新事物。

例如出门活动，享受运动，主动与他人交谈，在网络上发言等。

在迄今为止的人生中，虽然有时我也不得不选择放弃，但也会不由得涌现出"这或许是一个绝佳的机会，要不稍微试试吧"的念头。

我们的目标是打造即便到了100岁也能坚持运动的心态和身体。

今天，从翻开书的这一刻开始，请尝试一下吧。

对于久坐的人

有一种说法，"久坐是另一种形式的吸烟"。现代人因长时间坐着，不知不觉变成了不活动的人。建议每隔 30 分钟左右，采用踮脚尖走路（见第 42 页）等方式放松髋关节。

对于住院的患者、无法起身需要看护的人，以及患者家属

对于这类人，我们特别设计了坐着也能锻炼的体操。如第 36 页的拧抹布体操、第 78 页的拜托体操等，逐步练习，不要放弃。纸黏土在干透以后，便不能再改变其形状，同样地，身体如果缺乏活动，也会变得僵硬。不过一旦骨头开始活动，肌肉就会随之运动，整个身体便如油性黏土般柔软灵活。

对于完全不运动的人

这类人一开始练习的时候，肩膀、膝盖、脚踝等部位可能会发出咯吱咯吱的响声，但若无痛感，即可继续练习。我以前在活动脚踝的时候，也经常会听到声音，但坚持锻炼了一段时间后，声音便消失了。请结合自己的身体状况进行尝试。

对于非常忙碌、没有空闲时间的人

不要拘泥于运动次数及运动量。运动次数归根结底只是一个目标，你可以将其视为一种"标记"。1 天、1 分钟、1 套体操就足够了。如果能按照这个频率锻炼一年，你的身体变化自不必说，心态也会有所改变。"每日坚持"比"在次数上达标"更可贵。哪怕锻炼 1 秒也 OK！

运动，逆龄

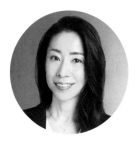

髋关节包块
和肩膀酸痛
都消失了！

47 岁 日本东京都世田谷区

佐藤道子（特定社会保险劳务士）

为了尽可能变得像Takimika一样"柔软"，我将个人事务所的桌子全部换成了站立式办公桌。在新冠疫情期间，由于久坐，我的髋关节变得僵硬。但现在，它已经恢复了柔软。

我也将电热水壶换成了燃气灶开水壶，这样一来，就可以在水煮沸前的空闲时间里踮脚尖走路，练习Takimika体操。另外，坚持练习拧抹布体操和猫狗体操后，肩膀酸痛、脖子酸痛这两种职业病也得到了显著缓解。

只是想起生活中Takimika那向日葵般的笑容，我的内心便会涌现出积极的力量——"我还可以！""我来挑战一下！"工作也变得顺利了，各方面状态都很好。

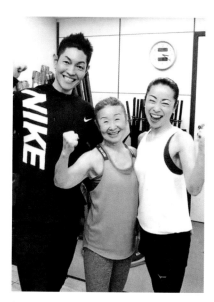

每次与Takimika见面，我的肌肉力量都会增加，这令她很惊讶！

的密码！

在仰慕的姐姐的影响下，我拥有了充满活力的生活！

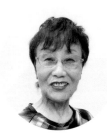

80 岁 日本神奈川县藤泽市

野渡富香（家庭主妇）

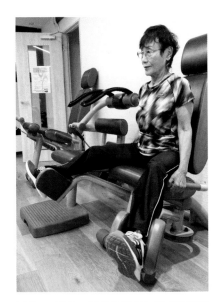

虽然 80 岁了，但我的腰部和腿部变得更加健壮有力！

当我在某次活动上看到 Takimika 本人时，不禁连连惊叹。她健步如飞，身姿挺拔，笑脸盈盈。她让我摸了一下她的翘臀，我竟摸到了结实的肌肉，着实吃了一惊。

最近，丈夫不想陪我一起散步，健身房里也没有多少同辈的伙伴，所以我感到特别寂寞。但是被 Takimika 鼓励之后，我再次充满了干劲。之前泳池是我唯一的健身场所，现在我有时候利用健身器材锻炼肌肉，有时候练习 Takimika 体操，身体变得越来越灵活了。和她一样，我也喜欢红酒，真希望能永远尽情享受美食。能遇到这位比我大十岁的榜样姐姐，我真的很高兴！

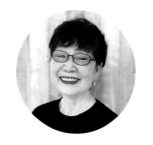

70 多岁 日本神奈川县藤泽市

富井蓉子（家庭主妇）

70 多岁再次踏入健身房，臀部变翘了。也再次挑战书法。

之前，我是健身房的常客，然而由于需要持续照料父母，因此暂停了健身房的锻炼。那段时间我身材臃肿，体力匮乏，每天闷闷不乐。有一天，我在电视节目上看到了 Takimika，从她身上获得了巨大的勇气。现在，我重整心情又去健身房锻炼了。我也有不擅长的运动，但受"请继续坚持"这句话鼓舞，产生了再次挑战游泳的想法。

当然，我在家也会练习Takimika体操。通过练习，我减掉了顽固的赘肉，曾经软塌塌的臀部也变得挺翘有型。我深切体会到，即使到了我这个年纪，坚持运动也能增强体力。

我的人生也才刚刚开始，我想重拾笔墨，学习一直热爱的书法。

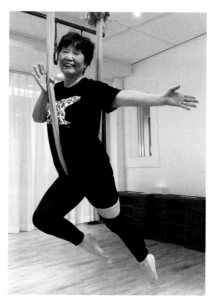

特别喜欢"空中瑜伽"课程！

越年长，越强

激动！
肩膀能抬起来了！
感觉变年轻了！

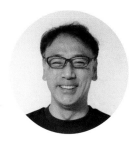

55 岁 日本东京都大田区

加藤孝之（公司职员）

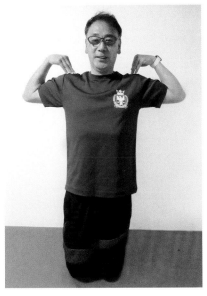

练习了 Takimika 体操，我的胳膊能够自如转动了。

　　三年前练习了 Takimika 体操后，我恍然大悟！我一直以为自己的肩胛骨是正常的，但没想到它完全不能活动。多亏了跟着 Takimika 体操转动肩膀，如今肩膀能抬起来了，肩膀酸痛也消失了。虽说男性更倾向于消耗体力的运动，但我深切体会到在百岁人生时代，"让身体变得柔软""使身体活动更加顺畅"是很重要的。

　　无论是坐电车，还是吃饭，Takimika女士都不会靠在椅背上。我上班坐电车时也会模仿这种快速塑造背部肌肉的好习惯。仅仅是调整了自己的坐姿，我便感觉重返年轻了！我希望将来能和她一样，即使到了 90 岁也能一步跨越两个台阶，毫不费力地爬楼梯。

壮，越漂亮！

让我们一起享受吧！

第 1 章

Takimika 的
七大习惯

抗衰老时代结束，
"年岁赋能"时代到来

在做 Takimika 体操之前，我想先介绍一下我平日里是基于什么意识来活动身体的。

下文提到的"七大生活习惯"，实际上只是我在日常生活中无意识的行为。如今回想起来，我发现很多曾经在健身房学到的运动技巧也已经融入我的日常生活。同样，我相信在各位的生活中，也存在着能够产生积极影响的习惯。

接下来我要提到的"年岁赋能"（Power Aging），并不是一种生活习惯，而是一句口号，它成为我近期的口头禅。

在社会上，我们经常看到"一起对抗衰老吧"这类内容的标语。偷偷告诉大家，我不喜欢"对抗"这个词。"抵抗""斗争"这类词语给人以被动的感觉，还有什么比被打败更让人懊悔的呢！

实际上，随着年龄的增长，我的身体和心态却越发年轻。

百岁人生的时代正在到来，接下来，各位一定希望随着年龄的增长，变得更强、更美吧！因此，我怀揣着越年长越强健的愿望，向大家宣传"年岁赋能"。我对这个词情有独钟，以至于将其定为公司名称（笑）。

说起来，在此之前，**美国哈佛大学的教授**曾赞许"'年岁赋能'这一句口号特别令人振奋"，并在课堂上介绍了Takimika体操的活动内容。全世界的人们都希望能够永远保持健康。各位读者朋友，为了自己的健康，请务必亲自尝试一下！

坐姿

不深坐。
膝盖靠拢，浅坐，
即可挺直腰板。

　　无论是在家、乘电车，还是短暂外出，坐在椅子上时，都千万不要深坐。正确的坐法是保持臀部轻轻触碰椅子，注意不要驼背，同时膝盖靠拢，接着你便会惊讶地发现，坐姿竟然自然而然地变好了。

　　有些人膝盖难以并拢，导致在初始阶段大腿内侧需要格外用力。

　　漂亮的坐姿能纠正体态，遮住百丑呦（笑）。

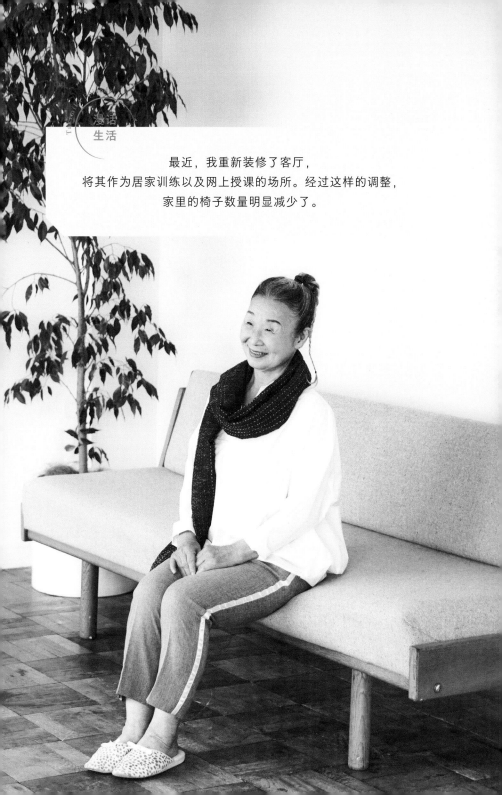

漫话
生活

最近，我重新装修了客厅，
将其作为居家训练以及网上授课的场所。经过这样的调整，
家里的椅子数量明显减少了。

在家中，我养成了
用脚尖站立的习惯。
每天只要五六步，
坚持多年将对腿和腰
大有裨益。

居家活动时，我经常踮脚尖走路。比如，去洗手的时候，可以踮着脚尖走过去。哪怕是这样简单的几步，也可增强腿肚的肌肉力量，锻炼躯干及平衡感。

仔细想想，我在打扫卫生、做饭的时候，也会在不经意间踮脚尖走路。大概是我觉得这样的动作很有意思，像芭蕾舞演员。

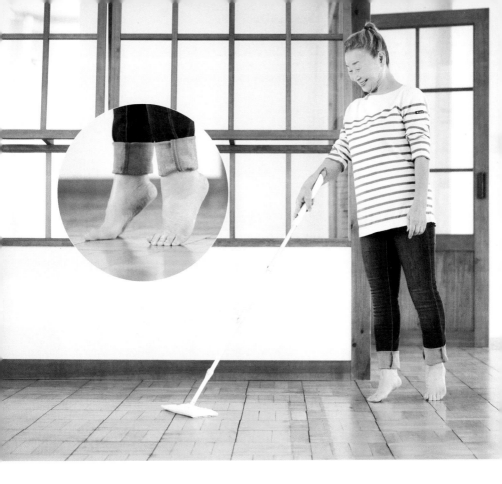

我家的平板拖把，
因多年反复使用已弯曲变形。
但这样方便的东西曾经是没有的，
现在可是帮了我大忙。

3

走姿

往哪个方向走，
您知道吗？
倒着走路，
是我每天必做的功课。

　　每天，我都会迎着清晨的第一缕阳光去慢跑。所以，4 点时我已经起床了（笑）。而且，我每天一定会倒着走 20~30 分钟。这样可以刺激平常活动不到的身体后侧肌肉，培养平衡感。

　　当身体逐渐适应后，就不会再出现晃动的情况了。但大家在练习时务必小心，避免摔倒，先从公园的草坪①等柔软的地面开始练习吧。

---

① 国情不同，关于草坪可否踩踏的规定不同。若有禁止标识，不可随意踩踏。——编者注

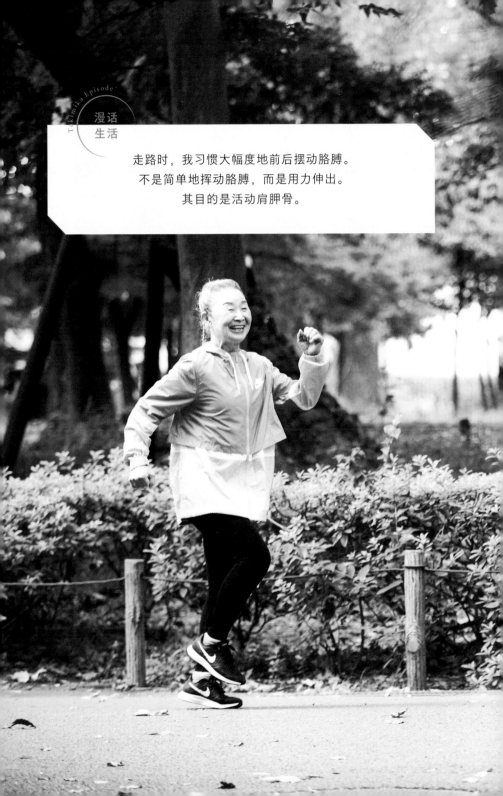

走路时，我习惯大幅度地前后摆动胳膊。
不是简单地挥动胳膊，而是用力伸出。
其目的是活动肩胛骨。

每晚两杯
红酒配浅渍，
对于我是
最有效的补品。

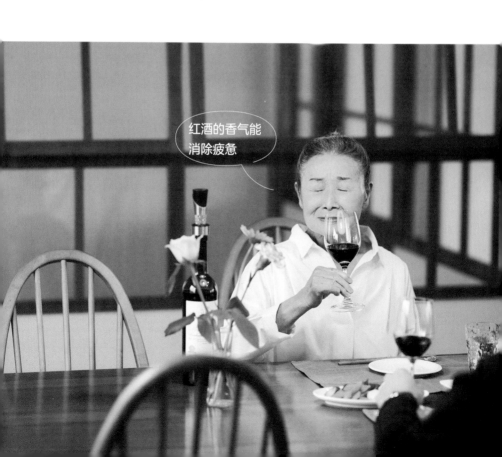

红酒的香气能
消除疲惫

我对自己爱吃的食物没有量的限制。我倾向于从三餐中摄取营养，不额外吃营养品。每晚，我用特别喜欢的红酒和浅渍代替营养品大饱口福。

除此之外，我也爱吃酸奶、泡菜、纳豆等发酵食品。正因如此，我的肠胃一直很健康。我还特别喜欢拉面、汉堡包和蛋糕！如果再能吃到豆大福，人生可真是太幸福了（笑）。

我的身体活动量与食物摄入量相当，二者保持平衡。

特别喜欢自己做的米糠酱菜！

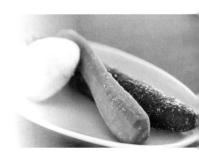

Takimika Episode
漫话
生活

不久前，我在经常光顾的店里品尝了啤酒、烧酒、日本酒等。但现在我打算进一步增强肌肉力量，要少喝点酒了（笑）。

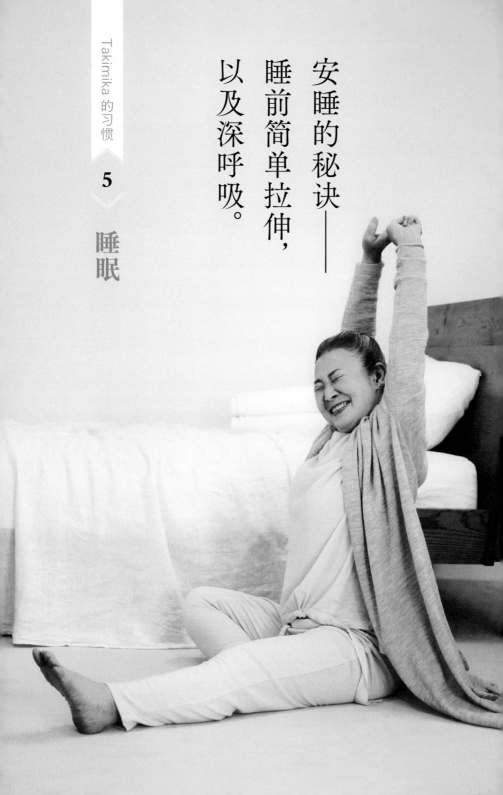

安睡的秘诀——
睡前简单拉伸，
以及深呼吸。

我大约在 23 点上床睡觉。在此之前，我会做 30 分钟的拉伸运动。身体放松后再躺到床上。如果不能像我一样进行高强度的锻炼，那么 5 分钟、10 分钟也足够了。这样可以调节自主神经，有助于快速入睡。

　　除了拉伸运动，我还会在睡前深呼吸。首先鼻子深吸一口气，持续 3 秒钟，然后通过嘴巴缓慢呼出，呼气过程持续 20 秒钟。我感觉深呼吸不仅有助于睡眠，而且能提高肺活量。

漫话
生活

Takimika Episode

　　起初，我无法持续呼气 20 秒，
但坚持练习后，能够长时间呼气了。

6

生活节奏

重视日程安排。
规律的行为
是激发内心
活力的开关。

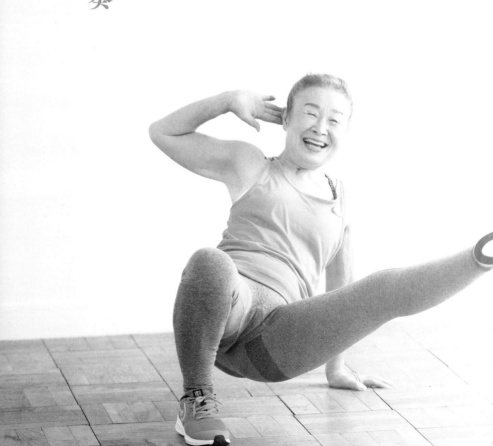

当面临讨厌或令人痛苦的事情时，若有专注于某项任务的日程安排，也就是说有某种生活习惯，心情便能得到平复，内心也会再次充满活力。于我而言，这种生活习惯便是运动。

4 点起床慢跑，7 点吃早餐。

9 点去健身房，一直运动到 17 点。

18 点吃晚饭，20 点洗澡。

22 点开始拉伸，23 点就寝。

只要保持这样的生活节奏，365 天我都能笑容满面。

愿你也找到适合自己的生活节奏。

Takimika Episode

漫话
生活

早中晚刷牙也是我的日程之一。
早上和晚上使用电动牙刷。中午使用普通牙刷但不用牙膏。
正因如此，直到现在我的牙全部完好。

89 岁时，
我才开始接触
智能手机和英语。
感谢这些新奇的体验，
使我一年比一年年轻。

漫话
生活

前几天，我给几位德国人授课。

当然，多亏了译员在一旁陪同翻译，授课才能顺利进行。

但这也算是我在国际舞台上的初次亮相吧（笑）。

我一直热衷于挑战。最近，我开始用智能手机玩Instagram（照片墙）和Facebook（脸书）。虽然过程中有很多不明白的地方，但能结识更多来自世界各地的朋友，这真的很棒。

　　另外，我学会了网上授课的操作方法。

　　我也正在学习英语，终于能试着用英语进行自我介绍了。我期待将来有一天能在国外授课。

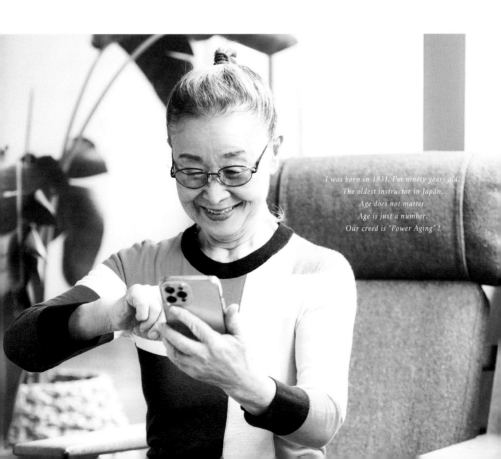

I was born in 1931. I'm ninety years old.
The oldest instructor in Japan.
Age does not matter.
Age is just a number.
Our creed is "Power Aging"!

无论年纪多大，
我都要活得漂漂亮亮！

在我还是健身房的一名学员时，我对我的师傅，同时也是健身教练的中泽智治老师说："我想拥有巴西女性、非洲裔女性那样的翘臀。"

上私教课时，我逐渐对自己的体力有了某种程度的自信，也因此萌生了许多新的想法。

"想拥有更美的身体！""想成为更漂亮的女性！"

作为一名女性，这样想很正常。无论年纪多大的女性，都向往"美"。**各位不要害羞，我们一起变美吧。**

另外，在中泽教练的指导下，我成功收获了理想的提臀效果，拥有了翘臀。迄今为止，**我最自信的身体部位便是臀部。**

我计划将我引以为豪的闪光点保持到 100 岁。

说起来，经常有人问我怎么化妆。真是不好意思，这个问题我无法解答，因为我平常几乎不化妆。但在书、杂志或电视上露面时，看着别人为我化好的妆容，我也会很开心。89岁的我第一次体验贴假睫毛，当时感到很兴奋。

我几乎不化妆，也不做皮肤护理之类的，所以也不能给大家这方面的参考意见。毕竟我的"美容"，只是在浴池中用肥皂仔细地清洁脸部和身体。

但我测试皮肤年龄得到的结果，比实际年龄年轻约30岁。想来一定是运动时流的汗，代替护肤水发挥功效了吧（笑）。

还有，我每天喝大量的水。

吃完喜欢的食物，我会根据食物的量进行运动，尽情流汗。喝水、拉伸，然后去洗澡，这是我每天必做的事情。白天运动后，夜晚便睡得安稳，大便也通畅了。

若有这样的生活习惯，各位自然而然就成为漂亮的大人了。

巴厘岛度假归来
胖了 18 斤，
这是我第一次退缩

> 其实，我健身的过程中也失败过很多次，所以我不会自以为是地对别人说教。比如，有一次我去了国外，又变胖了，肚子变得圆滚滚。

那时，我的女儿在印度尼西亚的巴厘岛生活，邀请我去她家玩一趟。那是我第一次长时间在国外生活，每天过得非常开心。**我十分享受那种不运动，暴饮暴食的懒散生活。**

就这样过了三个月，不出所料，回日本时体重增加了 18 斤。身体完全不能活动了。

直到现在，中泽教练为了劝诫我，仍会这样描述我那时的样子。

"这个人真的是你吗，我当时都不相信自己的眼睛。许久不见，泷岛女士全然变成了另一个人。但外表的巨大变化只是一个方面，你的内心也改变了。

训练时，你第一次在我面前叫苦——'教练，我不行了''教练，我做不到'，然后中途放弃了。通过这件事，我深切体会到，当身体无法活动时，心灵也无法自由活动了。"

每当回想起那次太失败的经历，我仍会感到羞愧难当，以至于涨红了脸。但是，谁都会有不顺利的时刻，所以各位请放轻松，大胆尝试。

虽说之前多少胖了些，但重要的是，我终究没有选择放弃。

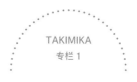
麻花辫与草裙舞

我的独特标志——麻花辫，其实源自一件微不足道的事。那便是，我希望如同坚持运动那样，继续追求我所热爱的草裙舞。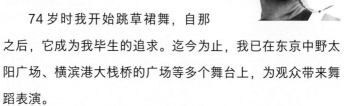

74 岁时我开始跳草裙舞，自那之后，它成为我毕生的追求。迄今为止，我已在东京中野太阳广场、横滨港大栈桥的广场等多个舞台上，为观众带来舞蹈表演。

在草裙舞的世界里，人们深信头发蕴藏着灵力，为此，依照规定，舞台上的表演者必须展现长发的形象。虽说可以戴假发，但夏天的时候十分闷热。

再者，运动时长发会带来不便，所以为了既方便运动，又能跳舞，我一直梳着麻花辫。

Takimika 体操·基础篇

"三处放松、一处锻炼"

仅拓展三个部位的活动范围，即可恢复身体柔韧性

　　Takimika体操是让即使 100 岁的人也能自由活动身体的体操。

　　我们人类的寿命不断延长，在日本，平均寿命已接近 90 岁。

　　这无疑是一件好事。另一方面，人们在生活中能够自理的日子，也就是所谓的"健康寿命"却很短，这已成为当今的一个社会问题。

　　当健康寿命很短时，会发生什么呢？

　　这意味着，即使一直努力工作，人生后半场的"奖励时间"也将在他人的看护中度过。具体来说，在人生的下半场，男性需要约 9 年的看护时间，而女性则需要约 12 年。

　　每个人都希望自己能一直保持自理能力，过健康的生活。Takimika体操的目的正是延长大家的健康

寿命，让大家一辈子都能独立行走。该体操 9~90 岁的人都可学习，内容设计合理，希望大家经常练习并养成习惯。

接下来，我将告诉你具体应该怎么做。

首先，拓展以下**"三个部位的活动范围"**。

①肩胛骨
②脊椎
③髋关节

这些身体部位，想必大家都清楚。

然而，在日常生活中，大家可能很少主动去拓展这些部位的活动范围。

这完全可以理解，因为肩胛骨、脊椎和髋关节都深藏于体内，平常不易察觉。但正因如此，你的身体在不知不觉中变得僵硬如铁。你能想象出身体僵硬可能导致的状况吗？

- 肢体不协调
- 容易受伤
- 容易疲劳
- 新陈代谢及血液循环受阻，容易发胖
- 肩膀肌肉僵硬、腰疼等问题加剧

除此之外，还会有其他状况发生。

呼吸功能和免疫功能等人体最基本的功能也会衰退。

而且，身体僵硬的人也更容易跌倒。跌倒是老年人应该极力避免的问题，因为一旦发生轻微骨折，就不得不减少活动量，居家休养，进而加速卧床不起的情况发生。

因新冠疫情加速蔓延而"非必要不外出"时，年轻群体中走路不稳、体能下降的人也显著增多。

总之，对各个年龄段想维持健康生活的人来说，拓展身体活动范围都十分重要。首先，我们要了解这三个部位的活动的重要性，并知道活动范围扩大会让人感到舒服。

顺便提一下，很多人认为身体变硬的原因在于年纪增长，但若真是如此，我这样步入 90 岁的人，身体岂不是特别僵硬吗？

但事实并非如此，即使是一开始完全做不到的一字马，如今我也能轻松完成。我自 70 岁起，在可接受的范围内，孜孜不倦地坚持下叉，三年后，终于做到了。因此，只要不放弃，坚持重复训练，所有人都可以拓展身体活动范围。我就是一个很好的例子。

身体活动范围越广越好，柔韧性越强越好，这自不必说，但人的骨骼和身体结构是天生的，所以适度即可。

实际上，拓展以上三个部位的活动范围，将大大提高身体柔韧性。这是因为肩胛骨、脊椎和髋关节是控制核心肌群的三大运动器官。我在这里不做专业的解释，下一节将会提到躯干训练，可以将核心肌群视为躯干训练中的躯干部分。

这三个部位都是与姿势及身体状况直接相关的运动器官，它们若变得柔软，就会对整个身体产生积极影响，若变得僵硬则会产生消极影响。

根据我的经验，真心希望大家能够重视以上内容。

坚持每日练习，哪怕 1 秒也OK。

因为我自己也在健身房学习了很多年，所以十分清楚大家为什么无法坚持运动。大家潜意识中产生的一些想法，是不能坚持下去的原因。

比如，"如果不投入大量的时间进行锻炼，就无法获得理想的健身效果"。

我告诉大家，完全不是这样！

像这样为自己设置一些不合理的障碍，是无法坚持运动的最主要原因。

我见过很多学员在健身之路上半途而废，所以对这些情况十分了解。

无论是谁，都会遇到障碍。

这一天不能运动，那一天没有心情运动。

这种时候，我们往往会不由自主地陷入自我否定和厌恶的情绪之中。运动的目的是健康，这样一来，不就本末倒置了吗?

因此，我们打造了Takimika体操。即使这一天只做了1秒钟的拉伸运动，你也可以认为当天练习Takimika体操了。

"哪怕1秒也OK"是Takimika体操的规则。

练起来，让心灵持续保持活力吧。

记住，放弃是万万不可的哦。

强化躯干力量后，
全身将高效运转！

在《Takimika体操·基础篇》中，除了前面提到的拓展三个部位的活动范围，我希望大家能同时进行另一项训练，那就是：

❹ 躯干训练

所谓"躯干力量"，是指包含肌肉、骨骼和关节在内的身体核心力量。

如同地面上生长的树，粗壮的树干支撑起茂密的树枝，人类的身体亦由躯干稳固支撑和维持着。因此，若想全身机能高效率运转，增强躯干力量是不可或缺的。

一旦躯干变得强壮，位于身体末端的手脚也更容易发力，我们就更容易维持正确的平衡姿势。此外，躯干力量的提升还有助于保持动作的稳定性，从而在日常生活中有效避免受伤与摔倒的情况发生。以下是具体表现：

❶ **在电车里不再摇摇晃晃**（能够维持理想的姿势）

❷ **轻松提起重物**（变得更容易发力）

❸ **减轻肩酸、腰痛和头痛**（能够矫正身体不协调）

❹ **缓解气喘**（提高动作执行效率，身体不易感到疲劳）

❺ **改善胃胀、消化不良、便秘等问题**（强化腹部肌肉可以增强内脏功能）

❻ **成功实现减重目标**（增加肌肉量，提高基础代谢）

总的来说，躯干训练有说不尽的好处。

其实，我一开始去健身房锻炼的那几年，几乎没有锻炼过躯干，瑜伽课上，我甚至难以完成单脚站立的体式，身体总是无法稳定，不停地摇晃。

在那之后，我开始上私教课，教练告诉我："泷岛女士，那是因为你的躯干力量太弱了。"

这让我大吃一惊，毕竟我已经坚持运动好多年了。然而，由于我一直没有深刻认识到躯干力量的重要性，因此躯干力量较弱也就不足为奇了。

自从开始进行躯干训练，不仅仅是瑜伽体式，一直以来因身体晃动而无法完成的动作，我也在不经意间做到了。

有人说："可是我已经几十年没做过运动了。"

别担心，我们设计的这套躯干训练方法，这类人也能轻松完成。无须紧张，试着挑战一下吧。

Takimika 体操的构成

第 2 章　Takimika 体操 · 基础篇

第 **23** 页
—
48 页

| 肩胛骨 | 脊椎 | 髋关节 |

拓展三个部位的活动范围

躯干训练

第 4 章　Takimika 体操 · 肌肉训练篇

第 **69** 页
—
88 页

肌肉训练

肌肉训练，
击退老化的有力武器！

再者，肌肉训练也是不可忽视的一环。

随着年龄的增长，肌肉流失的速度会逐渐加快，但只要坚持进行肌肉训练，即使步入老年，也能增加身体肌肉含量。

比如，曾有相关研究以老年人为对象，要求他们进行一周两次，每次一小时左右的运动。

其结果是，仅一年时间，老人们的肌肉量便增加了 5.5%。

像我就是 65 岁才开始健身的，所以这个研究结果没有错误吧（笑）。和之前相比，如今 90 岁的我身体更加灵活了，活得也越发松快。

这样一来，我也不会担心将来不能活动，或者出现运动器官症候群①的症状了。

---

① 运动器官症候群是指由于骨头、关节、肌肉、软骨等运动器官的衰弱和障碍，站立、走路等机能下降，需要看护或是需要看护的风险提高的状态。——译者注

在我看来，年龄增长与老化（衰老）完全是两码事。

年龄增长是自然行为，会平等地发生在每个人的身上。与之不同，老化则是人类自身行为导致的结果。

"我都老了，所以……""已经这么大年纪了……"在这种消极想法的影响下，放弃尝试是老化的开始。

反过来说，自身的行动可防止老化，出于这个原因考虑，我希望大家能尝试一下Takimika体操。与其浪费时间，一直担心是否会出现运动器官症候群的症状，不如积极行动起来，多运动1秒！

另外，刚开始练习的时候要量力而行。

对运动敬而远之的人，一开始可以只学习基础篇，坚持每天练习，培养运动习惯。若觉得自己运动能力还可以，请继续挑战肌肉训练篇。

如果能坚持练习基础篇和肌肉训练篇，你一定会以更加轻松舒适的身心状态，书写新的人生篇章。

1

拧抹布 体操

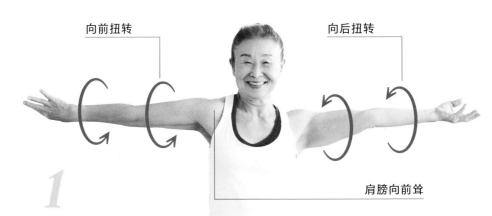

向前扭转

向后扭转

肩膀向前耸

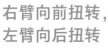

1

右臂向前扭转，左臂向后扭转

双臂反方向扭转。右手的拇指指向地板时，右肩膀向前耸，活动肩胛骨。

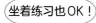

坐着练习也OK！

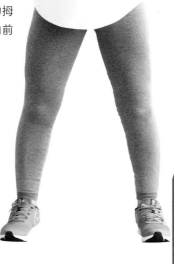

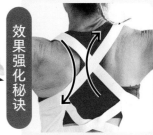

效果强化秘诀

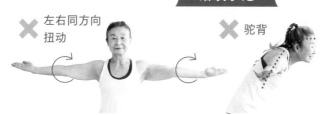

错误示范

❌ 左右同方向扭动

❌ 驼背

驼背将导致肩胛骨无法活动，因此应避免驼背。此外，若左右同方向旋转，运动效果将大打折扣，这无疑是对时间和精力的极大浪费。就像拧抹布一样，我们一起扭转双臂吧！

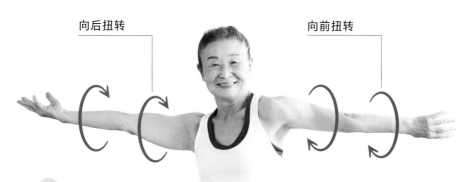

向后扭转

向前扭转

2

左臂向前扭转，右臂向后扭转

双臂扭转，但方向与 1 相反。肩膀若有痛感，可以稍稍降低手臂的高度。

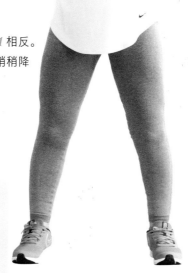

感觉肩胛骨在转来转去

肩胛骨有六个运动方向，所以大家可以 360 度尽情活动肩胛骨。肩膀向前耸，带动肩胛骨进行大幅度活动。

\ 目标 /

1 和 **2** 为一组

合计

10 组

基础体操

2

猫狗 体操

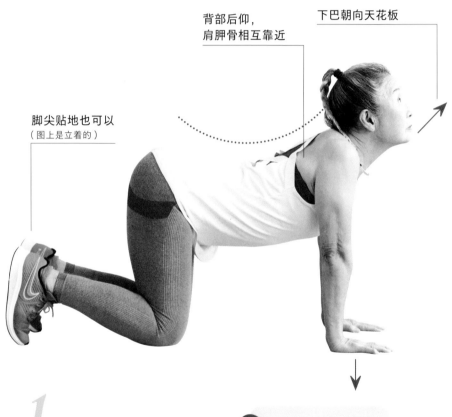

背部后仰，
肩胛骨相互靠近

下巴朝向天花板

脚尖贴地也可以
（图上是立着的）

1

像狗一样让背部后仰

手脚着地，抬起下巴，脊椎呈U
形后仰。一边呼气一边进行。此
时肩胛骨向中央靠拢。

效果强化秘诀

用力压地板

当你有意识地用力下压地
板时，胳膊肘会迅速变得
挺直。而且，背部更容易
呈现倒U形或U形。

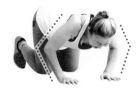

✖ 胳膊肘弯曲

不要采用"俯卧撑"的姿势。当肩胛骨被固定住时，脊椎的伸展将会受到限制。此外，腰痛的人在练习这一动作时，务必量力而行。

弓背，打开肩胛骨

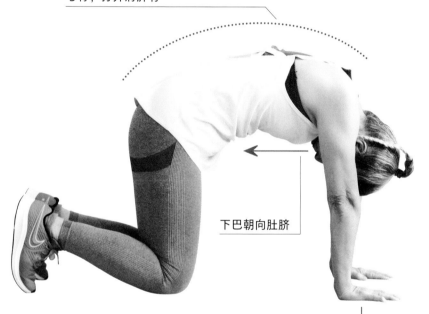

下巴朝向肚脐

2 **像猫一样弓背**

下巴朝向肚脐，背部弓成倒U形。
一边呼气一边打开肩胛骨。

\ 目标 /

1 和 *2* 为一组

合计

10 组

基础体操

3

相扑蹲扭转 体操

让髋关节变得灵活！

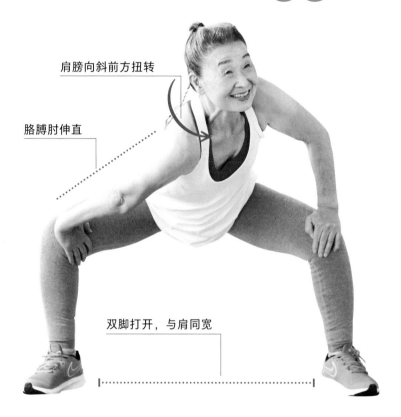

肩膀向斜前方扭转

胳膊肘伸直

双脚打开，与肩同宽

1 右肩向斜前方扭转

首先采用"相扑蹲"的固定姿势，随后右侧肩膀向斜前方扭转。这个过程中，右臂肘关节伸直，活动肩胛骨，每次持续进行约5秒。

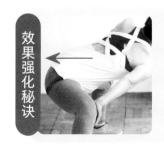

效果强化秘诀

040

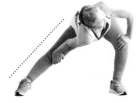

错误示范

✖ 胳膊肘弯曲

膝盖伸直并向内侧靠拢，会导致髋关节不好活动，运动效果减半。为避免疼痛，两腿间距不要过大。

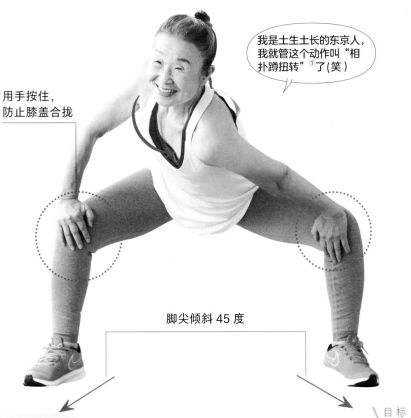

我是土生土长的东京人，我就管这个动作叫"相扑蹲扭转"①了(笑)

用手按住，
防止膝盖合拢

脚尖倾斜 45 度

有意识地
向后翘臀

臀部用力向后翘可以有效拉伸髋关节周围的肌肉群。

2 左肩向斜前方扭转

起势与1相同，左肩向斜前方扭转，同时脸部一同转向。每次持续进行约5秒。

＼ 目标 ／

1 和 *2* 为一组

合计

10 组

① 东京是日本相扑的中心。——译者注

041

踮脚尖走路

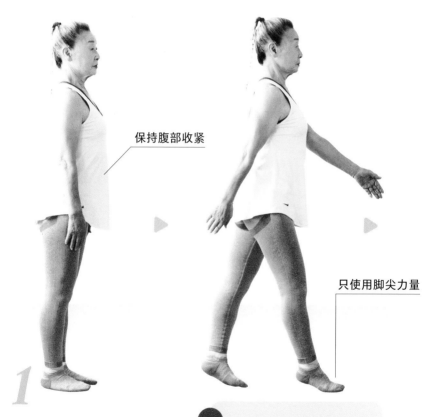

保持腹部收紧

只使用脚尖力量

1 踮脚尖走路

抬起脚后跟，踮脚站立。之后以这样的姿势前行数米。行走过程中收紧腹部，有助于进一步强化躯干力量。

效果强化秘诀

不要在意速度，慢慢走

相较于快走，慢走更具挑战性。在慢走的过程中，克服身体晃动能更有效地锻炼躯干力量。你可以想象头顶上方有一个塑料瓶，以保持身体挺直。

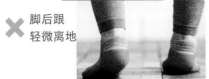

错误示范

✘ **穿拖鞋**
穿拖鞋练习容易滑倒，千万不要这么做。我在家运动时不穿鞋。

✘ **脚后跟轻微离地**

脚后跟只是轻微离地，是无法产生任何有效的训练效果的。建议只用脚趾走路。活动过程中，身体晃动，或是产生疲惫感，都是正常现象。

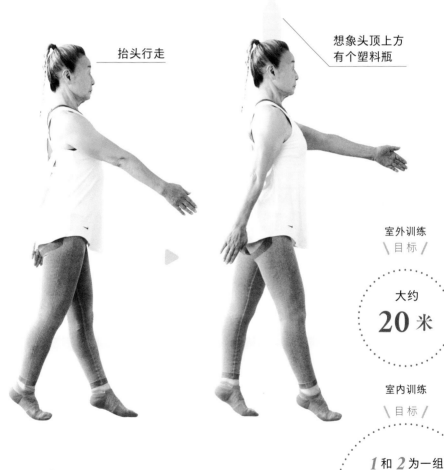

抬头行走

想象头顶上方有个塑料瓶

室外训练
\ 目标 /

大约
20 米

室内训练
\ 目标 /

1 和 *2* 为一组

合计

5 组

2 **掉头踮脚尖原路返回**

在室内行走至房间尽头后，掉头并保持相同的姿势，再次走到起点位置。

拉伸运动

1

活动脚踝

1 脚尖前后摆动

身体微微后仰，脚尖反复向前绷紧、向上立起，整个过程缓慢进行。

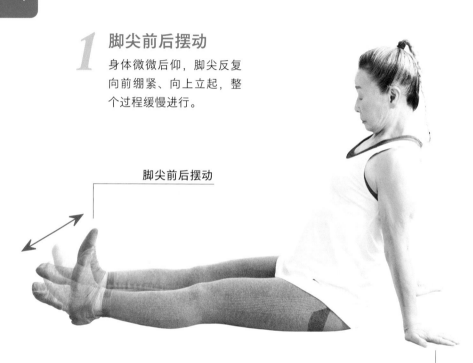

脚尖前后摆动

双手置于臀部的斜后方

注意力只集中于脚踝

尚未习惯此姿势之前，脚踝以外的部位会不自觉地活动，我们需要有意识地集中注意力，确保仅活动脚踝部位。一开始，我的脚踝处也会发出"咔咔"的声音，但现在已经能十分顺利地转动了。

效果强化秘诀

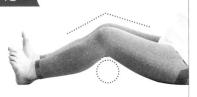

错误示范

✖ 膝盖悬空

若膝盖悬空,踝关节则无法得到有效舒展。
为避免这一情况,双手可以轻轻抵住膝盖。
采用正确姿势,略加练习,即可产生效果。

外旋的活动方法

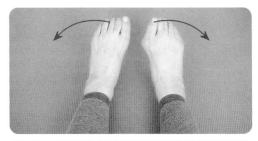

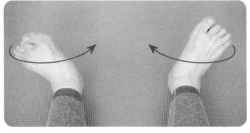

2

脚尖外旋和内旋

脚尖由外向内,外旋
360 度(如左图所示)。
完成一圈后,再由内向
外,内旋 360 度。

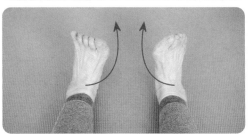

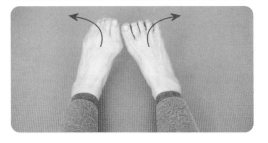

\ 目标 /

脚尖前后摆动

做 **10** 个来回

脚尖外旋和内旋

各做 **10** 次

锻炼活到 100 岁也不会
摔倒的自主行走能力

"因为怕摔倒，走路都畏畏缩缩，不敢迈腿了。"

我十分理解有这种想法的老人及其家人的感受。

其实，就在前几天，我在品川站下楼梯时，不慎被绊了一下，差点儿摔倒。

但就在那一瞬间，我一跃跳过三个台阶，最后平稳落地了。这般身手，是否颇有些杂技演员的风范？

不过，我毫发无伤，真的是多亏了一有空就活动脚踝（见上一页内容）。总之，若平时勤于锻炼身体，放松肌肉，摔倒的次数便会减少，即使不慎被绊了一下，也不至于摔得太严重。

因此，我觉得，特别是那些担心摔倒的人，更应该积极活动身体。

对于担心摔倒的人来说，无论何时开始锻炼都不晚！

第2章介绍的体操及拉伸运动，虽然乍一看很简单，但只要持之以恒，认真练习，其效果将会十分显著。

日本厚生劳动省曾指出："65岁以后，人走路的速度会逐渐变慢。"

然而，仔细观察现在的年轻人，不难发现他们的走路速度明显变慢了。相信许多人都能感受到这种身体变化。

因此，不要等到身体无法动弹了才开始运动，赶快放松和活动身体吧！

为了百岁之时仍能拥有年轻时的矫健步伐，甚至迈出超越那时的轻盈步伐，请每日坚持练习Takimika体操吧！

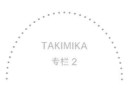

Takimika 式运动的技巧

接下来我将介绍本节尚未提到的几个运动习惯，若觉得有帮助，不妨试着养成这些习惯！

用平衡球锻炼

坐在平衡球上，在保证不摔倒的前提下，让身体随着球自然弹起。随后，心中默数"一，二，三"，并迅速控制身体使之静止，整个动作如同坐在无形的"空气椅子"上。这样可以有效地锻炼躯干力量和腹部肌肉。

通过拍大腿放松

在完成体前屈式一字马后，建议小幅度地上下拍大腿，以便帮助肌肉恢复至原始状态，从而有效预防腿部抽筋和拉伤。这种方法同样适用于完成其他拉伸练习之后。

运动时不听音乐

我在锻炼的时候，不听音乐。毕竟时间有限，我想尽可能专注于运动。也许是心理作用吧，我觉得这样运动效率会更高。

第 **3** 章

Takimika 的人生
前半场

"关关难过关关过！"

享受如今既没有水桶传递救援训练，也不用防空壕的生活

过去虽成定局，未来仍可改变

曾经，我的父亲经营着一家类似于寿司店的日式餐馆。

母亲在店里协助父亲，两人从早到晚辛勤忙碌。

那时的我总是缠着五个姐姐和一个哥哥，让他们陪我玩。

当时我年幼无知，觉得"身为家中幼妹，向他们撒娇再正常不过了"。但是，如果能再次与姐姐和哥哥相聚，向他们道谢，那该是多么令人高兴的事情啊。

90 岁时，我想当面道谢的人已经数不胜数了。

然而现实是，那些我想感谢的人，要么居住在与我相隔甚远的地方，要么已经离世。"神呀佛呀，

让我短暂回到过去，向他们传达一下谢意也好啊！"

想到这些，我有时不禁流下眼泪。

所以我想告诉大家：

"趁着对方还健在，**及时表达感谢**。"

如果太害羞，难以开口，那么请一起多度过哪怕一秒的快乐时光吧。虽然无法回到过去，但未来还是掌握在自己的手中。

从我读小学到读女子学校的那几年，一直处于战争之中。

10 岁时太平洋战争，14 岁那年战争结束。那时候除了上课，我还要参加军事训练，真是一个很糟糕的时代。

当时没有社团活动这一说，因为大家根本不会想到运动。我的同龄人，应该也都没有什么运动体验。如今回想起来，**"为应对火灾而进行的水桶传递训练"**是当时唯一的运动体验了。

谈到战争时期的记忆，我的脑海中就会浮现两件事。

第一件事是有一天，我的父亲突然来学校看我。

他大概是听到了敌机空袭的消息，十分担心我的安危吧。虽然当时在朋友面前觉得很丢脸，但我至今仍清晰地记得父亲冲进教室时那焦急而拼命的表情。

父亲工作很忙，所以我和他待在一起的时间并不长。但是，每每想到那时父亲的表情，我便会觉得我是被深爱着的。相信每个人的内心深处，都有一两段这样难忘的回忆吧。

第二件事是躲进防空壕内避难。

在战争时期，为了避难，人们通常会在院子里挖掘洞穴作为藏身之处。无论是白天还是晚上，只要有敌机飞过来，"呜呜呜"的巨大防空警报声便会响彻大街小巷，那声音就像如今地震时手机发出的警报声。

在防空壕里，父亲那双干枯的手紧紧握住了我颤抖不已的手。人的记忆真是奇妙，虽然这件事已经过去了大约 80 年之久，但我仍清楚地记得那双手带来的温暖。

但是，父亲的手为什么如此粗糙呢？多年来，我从未真正思考过这个问题的答案。直到后来，我才明白，**那是父亲为了家人，在工作的地方不辞辛劳，用双手辛勤付出的结果。**我后来成为一名家庭主妇，每日忙于做饭、搅拌糠床等，又洗洗刷刷，手因此变得粗糙。那个时候，我才终于体会到了父亲当年的艰辛。

"相较于关注自己，我应该更重视家人。"

很多职场人士和母亲是怀有这样的心情在工作或操持家务吧。无论有多么强效的护手霜，很多人最终也因忙碌而无暇保养自己，导致双手和心灵都变得粗糙不堪。我的父亲一定也是这样的。但总有一天，会有人注意到你付出的努力，并对你表示感谢。一定不要气馁呀。

我曾是一个缺乏动力和目标的少女

话说回来，战时、战后时期的生活十分不便。

在动荡不安的社会，让别人带自己去旅行这种想法，简直如同白日做梦。那种压抑的氛围，与现代新冠疫情时期有几分相似之处。

那个时候，没有一秒的空闲时间可以用来思考"将来想做的事情""将来想成为的样子"。能活下来就已经是万幸了。每一天，我都在竭尽全力，只为能够生存下去。

有时候，我扪心自问。

那时的我，没有什么"将来的梦想"吧。

不仅如此，甚至对"现在，我到底想做什么"都感到一片茫然。无论发生什么都必须活下来。当时的我只是被这样的想法裹挟着。

"到了合适的年纪就结婚，成为一名家庭主妇。"

这样的想法，在如今的年轻人看来，像是在开玩笑，然而，那却是当时的我能够想象到的最大的梦想了。那时的我无论如何也想象不到，70年后，也就是在我87岁时，成为一名健身教练（笑）。

所以各位，能稍微听我讲几句吗？

即使你觉得每天的生活平淡无奇，充满了无聊与乏味；即使你选择"宅"在家中，少有与朋友的欢笑与嬉戏，每天的日子似乎黯淡无光，感觉人生无趣至极，选择放弃也仍为时过早。

只要活得久，便会经历各种各样的时期。处于人生平淡期时，为了自身的发展，做些力所能及的事就好了。之后，它们绝对会派上用场。

实际上，我们现在已经相当自由了，每天早上喝水时，只是想到"今天也能做拉伸运动"就会很开心，感谢上天。虽然这些都是再平常不过且不易察觉的事，但相较于过去，如今无疑是一个能够自在生活的时代。

所以，现在大家可以做更多自己喜欢的事情。

有些时候，甚至可以无视周围人的目光。

昔日银座淑女，
今日暴风主妇

没有一秒钟是真正属于我的

后来，我从女子学校毕业后便参加工作了。

我在银座一家百货商店工作。那时银座的百货商店是众多年轻人向往的就业地点，能够得到这份工作对我来说十分幸运。在这期间，经由熟人介绍，我认识了现在的丈夫。我们交往一年之后，便步入了婚姻的殿堂。与我爱说话、活泼外向的性格截然相反，丈夫则少言寡语，可能正因如此，我们反而相处得更加融洽，几乎不吵架。

"求婚时，你的丈夫说了什么？"

经常有人这么问我，但怎么可能那么浪漫呢（笑）。在我那个年代，电视剧中的甜蜜恋爱情节并不常见。不管怎样，我还是成为一个平凡但又幸福的家庭主妇。

但是，接下来的人生出乎我的意料。

我 24 岁结婚，之后生下了第一个女儿，每天因为照顾女儿忙得团团转。

从小到大，我在老家备受宠爱。所以，在成为一名家庭主妇后，很多事情都是我第一次接触，家务也是，养孩子也是，这让我特别疲惫。每天，我都仿佛置身于一场场危机之中。**"谁来帮帮我——！"** 这一想法不停地出现。

接着，又过了三年，我的第二个女儿出生了。

我尽心维持家中的整洁与有序，亲手烹制每一顿饭菜，悉心照顾两个女儿，陪伴她们度过幼儿园、小学和中学的学习生活。只是完成这些琐事，便几乎耗尽了我每日的精力。每日，家中就如台风过境一般，事情堆积如山，令人眼花缭乱。

那个时候，我忙得连轴转。不是有句话叫"像小白鼠①一样工作"吗？我当时的忙碌状态完全可以用这句话来形容。

---

① 一种具有在平面上转来转去习性的白色家鼠。——译者注

在那忙碌的日子里，别说做自己喜欢的事了，**想静下心来打扮自己都很困难。**

但多亏了忙碌的生活状态，我的体形一直保持着完美的状态。身高 150 厘米，体重 84 斤。身体也一直很灵活。

而且，30~50 多岁期间没有生过一次病，没有得过一次感冒。

据说 50 岁左右到访的更年期症状，一条也没有在我身上显现。我的血糖值和血压值都很正常。得益于我长期以来努力带孩子，我的身体变得强壮。对此我心怀感恩。

虽说当时几乎没有自己的时间，但我担负起了自己的职责。如今回想起来，这是一件非常好的事情。能够被他人需要，实在是一件令人备感庆幸之事。这一点我后来才深刻体会到。但那是女儿们结婚，独立生活之后的事情了。

当今社会，有很多女性选择继续工作。我打心底里敬佩她们。有时候，职责增加后，属于自己的时间便会相应地减少。但是，**被需要发挥作用这一点，实际上是一件很特别的事。**

人生中一定会有一段手忙脚乱的时期。那便证明各位在发挥作用。

尤其是女性在结婚、生产、育儿、看护等时期。

在不同的时期，任务的优先顺序也会有所改变。

"手忙脚乱"这一状态也不会永久持续下去。

冬天之后，一定会迎来春天。

而我的春天是在 65 岁那一年到来的（笑）。

得知自己是胖子的
那一天

无论是做家务还是娱乐，我都习惯性地逃避

虽然我很想对大家隐瞒，但我还是不得不坦白。

在我 50 多岁的时候，**我人生中最大的危机降临了。**

那便是体重增加了 30 斤。

理由很简单。

两个女儿都结婚后，我突然闲下来了。每天在家里无所事事，经常边吃点心边看电视，以此来打发时间。人啊，一旦有太多时间，就不会做什么像样的事了（笑）。

有一天，女儿不停追问我："妈妈，你最近是不是胖了？"

丈夫也表示担心："你变胖了吧？"

有意思的是，我完全没意识到体形和体重的变化，心里想："我才没胖呢！"

但是，"两个局外人的大合唱"实在太吵了，没办法，我试着穿了一下那条有一段时间没穿的牛仔裤。结果，大腿处太紧了，拉不上拉链了！我甚至都无法将牛仔裤提到膝盖以上。

大吃一惊！难以置信！

之前忙着照顾孩子的时候，明明一瞬间就能瘦下来，本来有很漂亮的纤细身材……我惴惴不安地低头确认，脚下的地板看不见了，完全被我**肚子上的三层赘肉**挡住了。体重也有 114 斤了。

这给我的生活带来了很多不便。

比如，打扫浴室。

在此之前，我无须进入浴缸内部便能进行彻底的清洁。具体是如何做到的呢？我会俯身，手持海绵擦，将胳膊伸进浴缸内进行清洁。但是，或许是因为腹部的赘肉太多了，我很难再像之前那样做，浴缸变得难以清理……

丈夫看不下去了，给我买了一把长柄海绵刷子。

但我不甘心，还是采用了之前的方式。这样一来，我有时候会站不稳，身体摇晃，头甚至撞到了浴缸……

另一件不方便的事情，是不能心情愉快地拍纪念照。

有时候女儿们回家，会提议一起拍照，但当相机对着我的时候，我总是会逃跑。

我说："坚决不拍！"

就这样，我没有留下一张肥胖时期的照片。

如今想来，如果能留下哪怕一张照片，也是很有趣的吧。

但是，很胖的时候，我是真的不想留下任何照片。女人的这般心思，不知道各位能不能明白……

"大肚子"——Takimika 不为人知的黑历史

体重激增后，我立马想做的事情是……

对，重新买衣服。

然而，每次看到衣服尺寸增大了一圈或两圈，我的心情总会变得灰暗。

这样一来，打扮的机会大大减少了。怀着掩饰自己体形的想法而挑选衣服，没有比这更无趣的事了。

既是为了掩饰自己的体形，也是为了掩饰自己真实的想法。

"为了不让衣服在自己身上看起来很紧绷，我会穿得很宽松。"我大概是怀着这样的想法挑选衣服的吧。

那个时候真的很悲伤。

一旦养成了掩饰自己的习惯，就会变得讨厌照镜子。穿搭的选项也会越来越少，打扮自己渐渐成了一件无聊的事。最终，"打扮"这一人生乐趣，的的确确，没有了。

年轻人对此可能不理解。

其实，不论是60多岁还是90多岁的人，都想经常享受打扮的乐趣。

有人说："因为年纪很大了，打扮什么的早就无关紧要了吧。"

哪里的话!

正因为年纪大了,才想随心所欲地享受装扮自己的乐趣。或是尝试一下曾经因为在意周围的目光而不敢穿的衣服。大家不要被诸如"应该这样做"的社会观念束缚。

更进一步说,尤其在 90 多岁的时候,"时尚"正是活力的源泉。不是他人所接受的"时尚"也没关系。最重要的是,穿衣时要自信满满地以自己最喜欢的方式打扮自己。

不打扮时尚的话,一整天都很无聊。

相反,若打扮时尚,有时候心情一瞬间就能变得美丽起来。

这种感觉,可能比少女时期更加敏感,因为,对于我这样处于人生后半场的人来说,如今的每一天都越发重要。

穿不上牛仔裤后,我终于意识到我的身体正处于非常糟糕的状态。

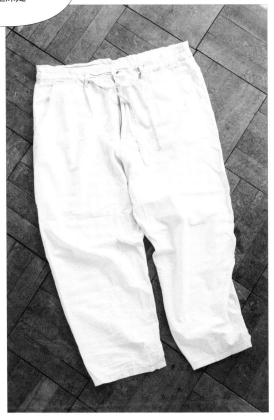

正好那时，我家附近开了一家**健身房**。

担心不已的丈夫，大概特地去搜寻健身房了吧。他劝我："有这种地方呢，你去试试怎么样？"

那时，我对健身房完全不感兴趣。但丈夫说开车送我过去，我总算行动起来去体验了一天。"一起参加吧！"我不停地邀请丈夫，但丈夫拒绝了，当时感觉自己像是被丢下了（笑）。

然而，当时的我根本无法想象，这一天竟会成为**我的命运转折点**。

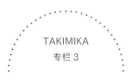
Takimika 的一日三餐

经常有人说我的饮食习惯很独特。

首先，我在早餐和晚餐时吃得比较多。纳豆、泡菜、酸奶等发酵食品，每日都会出现在我的早餐和晚餐之中。有人对此感到非常惊讶，认为对于一对 90 多岁的夫妇来说，这样的食物量实在太大了。说句题外话，我活了几十年，感觉每包纳豆的分量在减少，以至于现在每餐不吃两包纳豆就无法满足我的需求（笑）。

其次，午餐的分量则要少一些。很多时候，一个水果和一杯乳酸饮料就算作午餐了。我讨厌运动时身体活动不开。也为了不犯困，我特意减少了午餐的分量，这样一来，我一整天都能过得非常舒适。

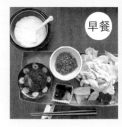
早餐

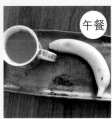
午餐

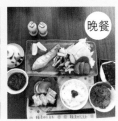
晚餐

第 **4** 章

Takimika体操·肌肉训练篇

"四项训练打造最强健的体魄"

"肌肉减少"理论
是错误的

　　相信各位通过学习《Takimika体操·基础篇》，已经有效地拓展了身体的活动范围，强化了躯干。

　　接下来的内容为"肌肉训练篇"。

　　身体既然已经变得灵活矫健，若能再配上强健有力的肌肉，将打造出"个人史上的完美肉体"。

　　我刻意进行肌肉训练，始于79岁那年开始上私教课的时候。

　　在那之前，我对我的师傅中泽教练说："虽然现在不胖了，但躯干力量不足，也没有腰部曲线与肌肉。"为此，80岁时，我第一次挑战举杠铃，开启肌肉训练。此外，我还利用硅胶拉力器和各种健身器械进行训练，"孤立目标肌群，寻找发力感"。我在心里谨记这一点，力求高效运动。

虽然我自身并未察觉到明显的身体变化，但中泽教练却告诉我："每次见到你，我都能感觉到你的体形在逐渐发生变化。"更让我欣喜的是，Takimika体操的学员佐藤道子也惊讶地说："与几年前相比，你的体形竟然大了整整一圈。"

通常来说，人体的肌肉力量在20岁时达到顶峰。之后，随着年龄的增长，以1%的速度逐年递减，有结论称，"到70多岁时，人体的肌肉含量约为20多岁时的50%"。

像这样肌肉流失的现象被称为"肌肉减少症"，长此以往，会增加摔倒及骨折的风险，人容易突然间卧床不起，我想大家对于这些问题应该都有所了解吧。

但是，请各位放心。看我就知道了，无论多大年纪，都能增加肌肉含量。

各位若能坚持练习Takimika体操，10年后，我们便有可能推翻"肌肉减少理论"。这样一来，未来世界将更加明亮。

以最小的动作幅度，
精准锻炼全身肌肉

事实上，人体约 70% 的肌肉都集中在下半身，因此，优先舒展和锻炼下半身无疑是通往"个人史上的完美肉体"的捷径。

特别是深蹲，可谓"一箭三雕"，可以同时达到强化躯干、膝关节，以及提臀的效果。如此多效合一的锻炼，我们又有什么理由不选择它呢！

在本书第 4 章中，我们为大家准备了四项基础的肌肉训练，它们分别专注于强健下半身、身体前侧、身体后侧，以及腹部的肌肉。经过我们的严格筛选，仅通过这四项训练，你便能够锻炼全身各处的肌肉，无一遗漏。相较于进行多个类型的肌肉训练，这样的安排会让你感到更为轻松愉快吧（笑）。

此外，也希望你配合两组拉伸动作进行练习，并让其成为习惯。

日常进行肌肉训练，可减少各种疼痛及健康问题。

我的膝盖，便是证据。

有一段时间，我因为担心未来会膝盖疼而备感焦虑。为此，我咨询了中泽教练："我的膝盖到底什么时候开始疼呢？"他这样回答我："这样锻炼膝盖周围的肌肉，你永远不会膝盖疼。"

当时，我锻炼肌肉的时间尚短，只想着"是这样啊"。但是现在我完全认同这一观点。许多身体上的疼痛和困扰，确实可以通过加强肌肉锻炼来有效避免。

在享受肌肉锻炼的同时，还能预防疾病或者受伤。这实在是一件极为美妙的事情。

Takimika体操不需要特别的道具。没有时间、场地限制。

锻炼1秒也OK，所以请你在意识到的时候，进行哪怕1秒的锻炼吧。

那么，和Takimika一起进入肌肉训练的世界吧！

基础肌肉训练

1

平衡下蹲

开始

腿在最高点保持静止

下腰

背部挺直

1

抬起右腿，
保持静止

以下腰姿势开始，高抬
右腿。背部挺直，保持
1~2 秒后，缓缓回归初
始下腰姿势。

手放在腰上

抬起右腿

效果强化秘诀

驼背，身体前倾

上半身若过分前倾，将无法获得理想的训练效果。此外，双脚着地时，膝盖过度向内收拢，将导致膝关节受损。

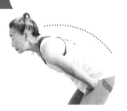

腿在最高点保持静止

恢复下腰姿势

2

抬起左腿，保持静止

以下腰姿势开始，抬高左腿至最高点，停留1~2秒。下意识地用力向上蹬腿，随后缓缓回归初始下腰姿势。

抬起左腿

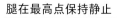

保持屈膝 90 度

双脚着地，臀部翘起，膝盖弯曲呈直角，这个动作有助于集中锻炼重要的大腿肌肉（腘绳肌）。

\ 目标 /

1 和 2 为一组

 合计

10 组

2

蜻蜓 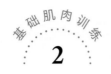 体 操

背部挺直

手臂伸直

臀部翘起

1 慢慢抬起双臂

如蜻蜓展翅般，双臂缓缓横向伸展。待适应后，可进一步将双臂高举至超过肩膀的高度。要有意识地使两侧肩胛骨相互靠近，并收紧腹部，维持此姿势数秒。

效果强化秘诀

特别注意肩胛骨

外展、内收肩胛骨可以锻炼背部肌肉。所以做体操时，请有意识地活动肩胛骨吧！

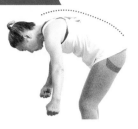

✕ 驼背

驼背将导致肩胛骨不能向
中央靠拢。背部肌肉的锻
炼效果将大打折扣。

肩胛骨靠拢

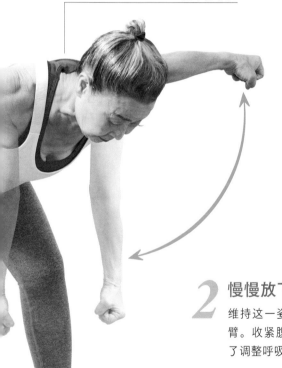

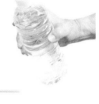

利用塑料瓶强化训练
效果!

除了哑铃,我们还可以手
持装满500毫升水的塑料
瓶进行锻炼,这样可以取
得更好的训练效果!

2 慢慢放下双臂

维持这一姿势,缓缓放下双
臂。收紧腹部,同时不要忘
了调整呼吸。

\ 目标 /

1和 **2**为一组

·· 合计 ··

10 组

基础肌肉训练

3

拜托 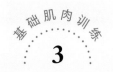 体操

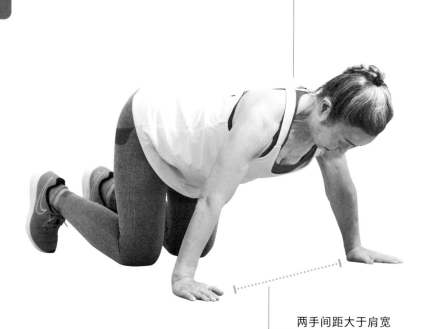

背部挺直

两手间距大于肩宽

1

收紧腹部，
四肢着地

趴下，两手间距大于
肩宽，收紧腹部。

效果强化秘诀

用好手臂力量！

以俯卧撑的姿势锻炼胸大肌
和手臂肌肉。即使在生活中
不慎摔倒，如果能用手臂加
以支撑，也可以减轻损伤。

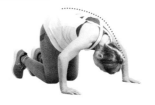

错误示范

✕ 背部弯曲

以驼背、背部反弓等错误姿势进行，会对身体造成损伤。此外，两手间距过窄，不仅会削弱训练效果，而且会加重肩膀的负担。

2 俯身，保持静止

手肘弯曲 90 度，上半身缓慢下沉。在脸部即将触及地板之际，保持此姿势 3 秒。

手肘弯曲 90 度

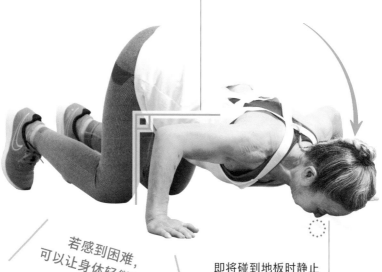

若感到困难，可以让身体轻微下倾。

即将碰到地板时静止

保持 3 秒

╲ 目标 ╱

***1~3* 为一组**

⋯⋯⋯ 合计 ⋯⋯⋯

10 组

3 上半身恢复到起始姿势

伸直胳膊肘，缓缓抬起上半身，恢复到起始姿势。在此过程中，可以有意识地让头部前伸，以确保背部保持挺直。

4

双膝靠拢 体 操

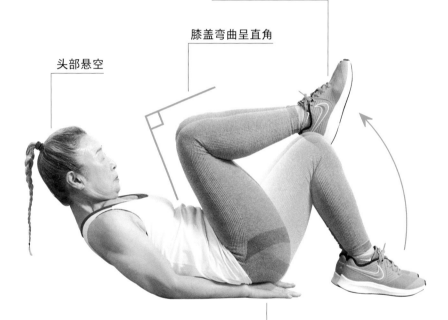

用腹部肌肉力量将双腿抬离地面

停留 5 秒

膝盖弯曲呈直角

头部悬空

手夹在臀部下方

1 膝盖靠近面部

保持屈膝 90 度，利用腹部肌肉力量将双腿抬离地面。靠近面部，停留 5 秒。若感觉难度较大，可以缩短与面部的距离和停留时间。

效果强化秘诀

双膝靠拢

双膝紧密靠拢，可有效强化腹部肌肉。相反，如果双膝分开并在运动过程中晃动，运动效果将会减半。

❌ 脚后跟着地

与其脚后跟着地完成 10 次，不如不着地完成
一次正确的动作。每天坚持做一次也足够了，
大家加油哦，记得脚后跟不要着地！

2 脚后跟下降，不触碰地板

脚后跟下降，接近地板但不触碰地板，利用
腹部肌肉保持 5 秒。若感觉难度较大，也可
以改变脚后跟下降的高度和停留时间。

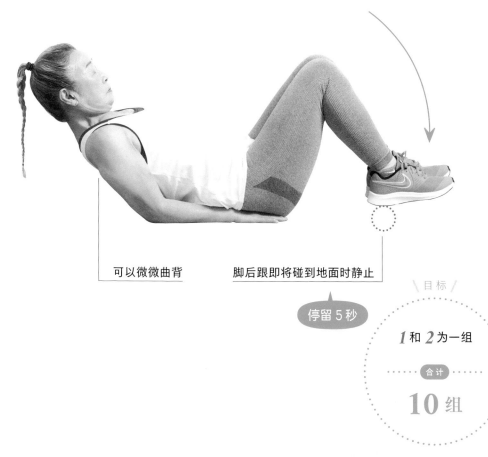

可以微微曲背

脚后跟即将碰到地面时静止

停留 5 秒

\ 目标 /

1 和 2 为一组

合计

10 组

双膝摇摆

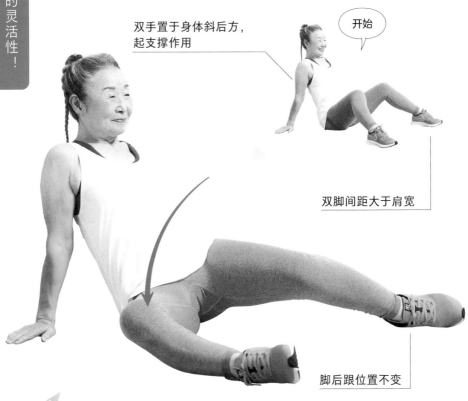

双手置于身体斜后方，起支撑作用

开始

双脚间距大于肩宽

脚后跟位置不变

1

膝盖倒向右侧

双膝缓缓倒向右侧，逐渐接近地板。注意不要改变脚后跟的位置。膝盖不触地板也是可以的。

效果强化秘诀

不是活动腿，而是活动髋关节

请不要误解，这并非活动双腿的体操。双膝摆动时，应只专注于活动髋关节。

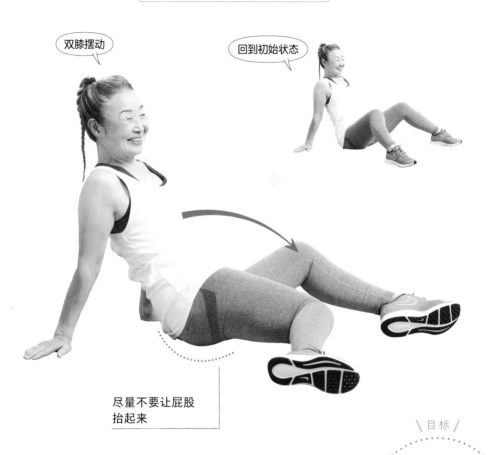

错误示范

✖ 抬起屁股

屁股上抬属于"代偿动作",表明髋关节僵硬,无法转动。可以减小腿的活动幅度,以尽量保持臀部稳定不抬起。

双膝摆动

回到初始状态

尽量不要让屁股
抬起来

\ 目标 /

2 膝盖倒向左侧

膝盖缓缓倒向左侧。尽量避免抬起屁股,以取得更好的训练效果。在活动僵硬的髋关节时,各位将体验到一种"痛并快乐着"的感觉。

1 和 *2* 一组

····· 合计 ·····

10 组

083

孔雀开屏

拓展**肩胛骨**的活动范围！

指尖绷直

1

手背贴地板，
自上而下画弧线

把浴巾垫在肩膀下面，仰面躺下，膝盖立起，双手于头顶相碰。手背贴着地板，像孔雀开屏一样，慢慢下移，画弧线。

把浴巾垫在肩膀下面

2

画大弧线

指尖绷直，
自下而上画弧线

像孔雀收起尾巴般，双手自下而上移动到头顶，回到 *1* 的起始姿势。整个过程中，指尖绷直，手背贴地板。若身体允许，可以尝试让双手在头顶相碰。

错误示范

❌ 手背抬离地板

如果浴巾垫得过高，手背将无法紧贴地板，进而给腰部带来沉重的负担。因此，建议不要将浴巾垫得太高。

❌ 膝盖伸直

膝盖伸直会给腰部带来很大的负担。如果必须伸直膝盖，那么请移除肩膀下面的浴巾。

膝盖立起

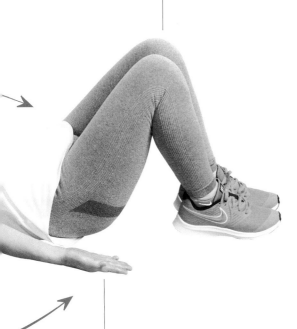

手背始终贴地板

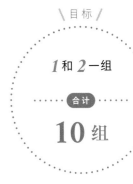

准备一条浴巾

在肩膀下面垫一块卷好的浴巾，有助于扩大肩胛骨的活动范围。也可以用枕头或者迷你靠垫代替。理想高度是一个拳头。

不靠反作用力活动，优雅地挥动手臂

为了有效缓解肩膀的僵硬和紧绷感，我们不必关注手上下移动的速度，要慢慢地上下活动，就像孔雀开屏一样。

效果强化秘诀

\ 目标 /

1 和 *2* 一组

······ 合计 ······

10 组

"适度努力，注意休息"
是Takimika的风格

　　学完肌肉训练篇，各位觉得怎么样？

　　虽然Takimika体操有诸多令人愉悦的功效，但为了避免意外事故和受伤，请在享受运动的同时，遵从以下注意事项，将安全置于首位。

- 运动时适度补水；
- 在身体允许的范围内运动。当身体状况欠佳或身体感到疼痛时，请好好休息；
- 若因病经常去医院或者患有慢性病，请于锻炼前咨询主治医师；
- 老年人留意不要摔倒，推荐在地毯或者草坪上进行锻炼。

　　而且，无论是对于年轻人还是对于老年人而言，坚持都是至关重要的。

强度太大、吃不消不可以，过于轻松也不可以，我们应当以"令人舒适的疲惫"为标准，每日坚持锻炼。

在"要出差三天"或者"今天要出门，十分忙碌"等情况下，稍作休息也是完全可以的（但哪怕只有短短 1 秒的时间，也请稍微活动一下身体）。等有兴致了，再开始练习 Takimika 体操吧。

再次开始的时候，关键并不在于过分努力以弥补休息的时光。

过分在意之前的损失会让人心力交瘁。无论何时，我们都应心向未来，以归零的心态重新出发。

此外，在运动过程中，当你感到需要休息时，请不要犹豫，立即暂停活动。

若感到身体异常，可以停下来深呼吸、喝水等，以便重新调整状态。不必将"无间歇运动"作为目标。

再者，冷身运动同样益处良多。

在完成较为剧烈的体操后，为防止肌肉疲劳，可以通过拉伸运动来犒劳身体，让身体充分放松。

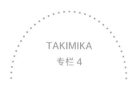

Takimika 的秘密

食物　特别爱吃肉！最喜欢五分熟的牛排。

技艺　小时候学过弹琴、三味线、编织、插花和茶道。

兴趣　爱花，爱绿植，散步的时候总忍不住欣赏周围的植物。

时尚　很想拥有脐钉，但家人反对，还是放弃了（笑）。

视力　90 岁的时候做过白内障手术，所以现在什么都看得清！

头发　有按摩头皮的习惯，这会不会是发量较多的原因呢？

就寝　睡觉的时候也不拆开麻花辫。第二天早上再梳头发。

排便　开始运动后，没有再便秘了。

脚力　能飞快爬楼梯，着急的时候能一次跨越两级台阶。

出行　无论是去健身还是买东西，都骑自行车在附近跑活动。

鞋袜　在家里不穿袜子，这对健康也很好哦。

装备　每天都在使用 Apple Watch 和心率测量仪。

第 5 章

Takimika 的人生
后半场

"岁月的沉淀使人生越发醇厚！"

现在开始
并不算太晚

着迷的那一瞬间，其他的一切都可以无视

我，泷岛未香，在 65 岁的时候，与健身房有了命中注定般的相遇。

最初，我只是想减去增加的 30 斤体重，单纯地以减肥为目的踏入了健身房。但体验过后，我发现健身房的项目很有趣！在此之前，我从未做过运动，但此刻，我深深地爱上了它。

正如前文所述，我参加了健身房的一日体验活动，活动结束，一回家就问："他爸，能把存折和印章拿出来吗？"我当即决定成为健身房会员。

那家健身房从早到晚开设了各种各样的课程。

健美操、瑜伽、草裙舞、拉伸操、肌肉训练，还有游泳。

成为会员的话就可以自由选择了。我决定尝试所有课程。

健身房的开放时间为**早上 10 点到下午 5 点，这段时间我一直泡在健身房里。**

就像去上学一样，我每天准时去健身房，参加了多种课程。

不出所料，我很快就成了所有课程的佼佼者。

提到这段小插曲，想必各位都会惊讶，并佩服我，"Takimika 真厉害，一开始运动能力就这么出色"。

但怎么可能这么容易呢（笑）。

我长达 65 年没有做过运动，肚子上还有三层赘肉。

一开始当然是什么也不会了。

那么我是怎么做的呢？我站在教室后面看着大家，渐渐我就能明白大家在做什么了。

比如，健美操看起来很复杂，但我通过观察发现，原来是重复同一个舞步。

这样的话，只要跳就好了，即使跳错了也没关系。随着我会跳的部分越来越多，自己也越来越开心。慢慢地，我也能站在全班面前跳舞了。

"65 岁去健身房，会觉得不好意思吗？"

很多人这样问我。

我真的毫不在意！

因为，在专注于让自己开心的事情之时，谁会考虑年龄呢？

正如大家在热衷于追剧、做手工、唱喜欢的歌曲时不会在意年龄一样，去健身房同样无须考虑这一点。

"如何才能掌握这段舞蹈动作呢？"我沉迷于跳舞的世界，兴奋不已，脑海中只是萦绕着这类问题。

完全不关心周围的事！

也经常有人问我，一整天都待在健身房，是怎么做家务的。

其实很简单。**早上，完成所有的家务之后再出门。**

比如，做早饭的时候，可以顺便准备晚饭，或先备好大致的食材。把菠菜和小青菜焯水后放好。炖鱼也是把整条鱼在沸水中过一下后，放好备用。这样，回家后无须再次开火，只用简单调味，晚饭就做好了。仅仅通过这些简单的举动，我就能比以前多出 1~2 个小时的健身时间。

丈夫自然也是没有抱怨过。这大概就是 Takimika 风格的一箭双雕、短时完成术吧。一旦对什么事情着了迷，做事也就变得干练了。

正是挑战让你发光

"我实在是太忙了，总是没办法坚持运动，也不能每天往健身房跑。请问有什么秘诀能让我坚持下去呢？"这大概是大家最常向我咨询的问题了。毕竟，无法坚持运动的人非常多。

为了解答大家的疑问，我反复思考，去健身房这件事，为什么我能轻松地坚持下去。

最近，我终于有了答案。对我来说，去健身房的那一刻，是充满**"自由感"**的。

对于健身房的课程，我能以"我想做"的强烈意愿去迎接挑战，而不是被人逼着去做。

还记得吗？我的青春岁月，是在战争中度过的。

回想学生时期，我鲜少有与许多人一同欢笑、自由自在地享受乐趣的时光。多是进行水桶传递训练、竹枪训练等。

但我也知道，人生没有倒带按钮。所以我才会竭尽全力地珍惜当下的自由时光。

因此，那些无法坚持运动的人，可能没有想过该如何运用自己所拥有的"自由"。

当然，只有自由是行不通的，也很无趣。**将其与"憧憬"或者"挑战"组合起来，情绪就会变得高涨吧。**

因此，请各位一定要找到"如果能学会该有多好"这般让人憧憬的事。游泳也好，慢跑也罢，什么都可以。向着目标稍稍挑战一番，你将会看到与以往不同的世界，运动也能自然而然地坚持下去了。

70 多岁时，钻研更多新本领

回想起来，我在 70 多岁时进行了很多挑战。

比如，**游泳**。

此前，我为了放松身体，仅是在泳池中漫步。某日，教练向我提议："何不尝试一下游泳呢？你肯定能学会。"这一建议令我颇为惊讶，因为我从未游过泳。但我立即下定决心，迎接这一新的挑战。

我先在水池里边走边练习换气，慢慢地就会游了。最后我不仅学会了自由泳，**而且学会了蝶泳**。

为了参加比赛，我也开始练习跳水。各位读者，请别说"都 70 多岁了，不要做这么危险的事"这类不解风情的话（笑）。起初，每次入水时，我的肚子都会猛烈地拍击水面，导致身体前侧变得通红。由于不想忍受疼痛，我自然而然地就学会了干净利落的跳水动作。

结果，两到三年后，我参加了日本游泳大师赛，刷新了自由泳和蛙泳这两项比赛的纪录。这给了我极大的自信。

与此同时，**我还开始跑马拉松**。

为了练习，我比以往起得更早，并坚持逐步延长跑步距离。72 岁时，我参加了三浦国际市民马拉松比赛等大型比赛，并跑完了全程。

在地板上完成体前屈式一字马，是在 73 岁左右做到的。我慢慢坚持了三年时间，从一开始身体僵硬，到最后下叉时能做到一字马的程度。

然后，不管怎么说，我邂逅了成为我人生乐趣的草裙舞。74 岁之际接触的这个健身房项目成了我终生的朋友。

每次像这样挑战新事物，就会增加更多快乐的回忆。

果然，"年龄只是一个数字"。

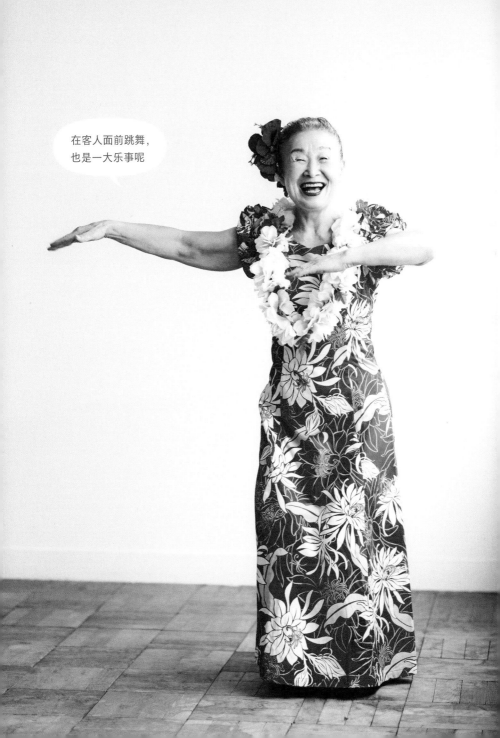

不论何时起步，
都蕴含着无限潜能

若感知到命运般的相遇，务必将其抓住

我每日满怀喜悦地往返于健身房，就这样度过了 75~79 岁这段时光。

之后，"我还想变得更漂亮"这一欲望越发强烈。

有一天，我心中浮现一个梦想："**我想拥有巴西女性或者非洲裔女性那样的翘臀。**"

在一年一度的巴西里约热内卢狂欢节上，扭动着漂亮屁股的舞女们，吸引着全世界的目光。

我也热爱跳舞，所以对翘臀十分向往。

有个人陪着我做了这样一场异想天开的梦，他便是本书的主编中泽智治教练。

中泽教练在健身行业摸爬滚打，是 20 多岁就担任经理的高人气健身教练。正因为遇上了这样的师

傅，才有了现在的 Takimika。

时间稍微向前推移，我从 60 多岁起一直去的那家位于家附近的健身房停业了，于是，我开始去别的健身房。在那里，我遇到了中泽教练，他是那家健身房的经理。

但当时，我们之间的关系仅限于经理与学员，而且不久后中泽教练被调到了另一家健身房。

再次见面就是 7 年后了。

中泽教练偶然来到了我所在的健身房。

其实，那一天正是中泽教练独立，担任私人教练的第一天。

得知这一消息后，我脱口而出："我想让您教我。"就这样，我成为他的**第一号学员**。真是不可思议的缘分啊。在那之后的日子里，我们携手并进，共同努力。

那一年，我 79 岁。中泽教练，34 岁。

仔细想来，教练比我的女儿们还要年轻很多。

但是，**不被年龄限制，是很重要的**。生活中不乏卓越之人，即便他们年岁比我小，我也愿意向他们请教。中泽教练工作能力突出，最重要的是人格高尚。因此，我完全不会在意年龄。

那些发现我不足的人就是人生导师

记得那是一开始上私教课的时候。

我在中泽教练面前尝试瑜伽中单脚站立的体式。

我心里想着必须努力坚持下去，但只过了短短几秒，身体就开始摇晃。这便是当时的我所面临的困扰。然而，中泽教练却如此宽慰我：

"身体摇晃，不代表你练得不行。你只是尚未掌握那份身体的使用说明书，因此无法充分利用躯干的力量。接下来，我们一起努力，共同打造结实的躯干吧。"

对此，我很吃惊！我已经在健身房锻炼了10多年，却完全不会想到自身躯干力量薄弱，更不知道自己的身体有"使用说明书"。

我学到了许多自己未曾察觉的东西，这样的时刻在人生中实属罕见。他人指出了我的不足，让我深受启发，对此我满心欢喜。

恰如《徒然草》中所提到的一句话："即便是些琐碎小事，也希望有指导者。"

这句话的意思便是：**"无论做什么事，都希望有一位能给自己做示范的前辈。"** 在即将迎来 90 岁之际，我越发深切地感受到"正是如此"。

对了，人上了年纪之后，有时候血压会突然升高，也会出现"努责现象"，也就是用力憋气导致的心跳加快。为了避免这些情况的发生，中泽教练一开始为我设计了逐步提高训练强度的策略。

各位也要避免突然进行剧烈运动，慢慢来，让身体逐渐适应吧。

越年长，人生越醇厚

从第一次上私教课到成为 87 岁的 Takimika 教练，我用了大约 8 年时间。80 岁那年，我第一次挑战杠铃，并通过平衡球和躯干训练的辅助，逐渐精通了高难度项目。这段时间，在锻炼身体方面，我和中泽教练一同挑战了许多难关。

实在抱歉，目前还是没写到我人生故事的高潮部分。我的人生，非常漫长呀（笑）。

人生越到后半场，就越发醇厚。对于这种变化，连我自己都感到不可思议。说到底，对所做之事的坚持，成了我所有的能量来源。

"现在没什么有意思的事。"

倘若你或者你身边的某位朋友正面临这样的困境，请不要自暴自弃，更不可轻言退缩。

"一秒钟也好，请每天坚持做点什么。"

只要每日坚持，未来的人生定将化作精彩的醇厚时光。

经过多年努力，
我成功达成了提臀目标！

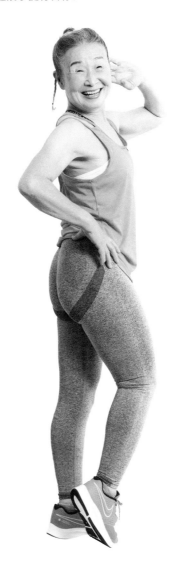

日本最年长的
健身教练诞生

一定有人正注视着我努力的身影

那个瞬间，在某一天突然来临了。

中泽教练在山梨县开了一个健身训练班，我以学员的身份一同前往。

和往常一样，我怀揣着轻松愉悦的心情参加课程。抵达现场后，我换上了运动服，静待课程开始。然而，却发生了一件让我备感意外的事情。

这件事发生在上课开始前约 30 分钟。

中泽老师说：**"请泷岛女士担任今天的讲师。"**

我十分慌张，大脑一片空白。

但是，千里迢迢来到了山梨县，中泽教练也很努力地劝说我。在那种情况下，我总不能扔下一切逃回去吧。

"站在前面讲15分钟可以吗？"我同教练商量道。

但是，中泽教练一脸严肃，摇头说："不行。"确实，我从未听说过有只教授15分钟课程的教练。

之后，教练和我争论了一番。

"我做不到！""你可以的。""我说了我不行！""我说了你行。"……

最终，我感受到了教练的热情和真心，在即将上课的那一刻，我下定决心："这45分钟，我将竭尽全力去授课。"这种思想准备，或许是岁月沉淀赋予年长者的独特智慧吧。我深知，**此时此刻，我绝不能退缩！**

就这样，如今的我——Takimika，诞生了。

那时，我自然还不能独当一面，不具备引领学员练习的能力。但是，幸好有中泽教练的帮助，我人生中的第一堂课顺利结束了。

作为日本最高龄的健身教练，我觉得那是值得纪念的一天。

说句题外话，为什么中泽教练在正式授课前的最后一刻，才提出让我担任讲师呢？这是有原因的。

别看我这样，我其实很怯场！

中泽教练敏锐地洞察了我的内心："如果事先跟你打招呼，你会更紧张吧！"教练考虑得十分周到。

为什么Takimika在国外也很受欢迎？

担任健身教练，学到的东西是数不清的。

令我感到意外的是，所有学员对"87岁的泷岛未香"的存在本身就有着浓厚的兴趣。

我只是做了一下自我介绍，"哇——"，会场就出现一阵骚动。只是给大家示范一个动作，便会听到有人欢呼"好厉害"。只是像往常一样完成体前屈式一字马，也会引发**"哇哇哇——"**的阵阵惊呼。

可以说，我的年龄本身就具备了说服力。

确实，一个87岁的老人都能做的事情，年轻人很难说出"做不到"或"不可能"这样的话吧（笑）。

但最吃惊的，还是我的家人。我的丈夫最初也是惊讶不已，但他始终是我坚实的后盾，他嘱咐我："在自身可接受的范围内努力，怎么样？"而我的女儿们更是全力支持我，她们说："妈妈，只要你喜欢，就放手去做吧。"

　　自从那次之后，我便不定期地被安排去上课。
　　在新冠病毒肆虐的日子里，我们改为了线上授课。那时，我一边向他人请教如何使用智能手机和平板电脑，一边努力进行线上授课，如今已经熟练了。

　　随着时间的推移，我逐渐为人所熟知，生活中有越来越多的人和我打招呼。
　　我本身也喜欢与人交流，因此每当有人和我打招呼，我都会感到很开心。然而，随着交流次数增多，我一天中在健身房的运动时间就逐渐减少了。
　　新冠疫情期间，我意识到这是一个难得的机会。于是，我决定对客厅进行改造，把所有不必要的物品处理掉，将其变成一个专门的练习工作室。现在，我可以在家随心所欲地锻炼，并随时和学生们联系。再说句题外话，我之所以坚持早起，也是为了确保每天拥有足够的练习时间。

话说回来，在80~90岁的后半段，我的人生竟变得越发波澜起伏，真是有趣至极。

每日因尝试新事物而充满新鲜感，比如接受杂志采访，人生第一次尝试贴假睫毛，又或者**在社交平台上分享美食与鲜花的照片**。

记得有一次，德国媒体发布了一段介绍我的视频，竟然获得了超过800万次的点击量，这在网络上似乎被称为"**热门话题**"。因为这次意外的走红，德国方面邀请我前去示范Takimika体操，从而开启了我的**国际授课之旅**。这无疑是我人生中的又一次全新体验。

顺便提一下，**在美国顶尖学府哈佛大学的课堂上，有人提到了我**。一位负责策划"日本研究"课程的女教授说，"年岁赋能（Power Aging）"这个词组于她们而言，是一个"振奋人心（inspiring）"的激励性词语。

除此之外，我还得到了来自俄罗斯、巴西、马来西亚等国人民的热情支持。

以上，就是我的自我介绍。

当我 90 多岁时，自我介绍的篇幅会更长吧（笑）。

如果我的人生能带来什么启示的话，那便是："一定有人正注视着我努力的身影。"

我相信，世间定有那样的规律存在。同时，我也感觉到，有一种无形的强大力量，在默默地为我提供与我的努力相匹配的馈赠。因此，我深信你的每一分努力，终将获得回报。

在我 87 岁那年，有人选择了我，对我说："请您担任讲师。"

各位读者，你们比我年轻，将会遇到更多的机会。

在百岁时代，相较于安静的生活，我更推荐 "推活"

"我想请教一下，年迈的父母应该选择哪种运动呢？"

很多年轻人向我咨询这个问题。确实，随着年龄的增长，摔倒和绊倒的风险会逐渐增加。然而，导致这些意外发生的真正原因，往往是**肌肉力量的下降以及对身体运动方式的遗忘**。

因此，长期安静地待在家中其实反而更危险。身体的机能将逐步下降。

我建议你的父母尝试Takimika体操，循序渐进地练习。

不要因为几十年未曾活动身体而感到害怕。起初无法做到是正常的。即使是每天只锻炼1秒，只要坚持不懈，一年后身体也必然会比现在更加灵活自如。我的亲身经历就是有力的证明。所以，不要觉得活动身体是件麻烦的事。

再者，即使是年轻人，在没有热衷的事物时，也会觉得生活乏味吧。

不论年龄大小，当生活中缺少热衷的事物或喜爱的东西时，心情就会变得低落。最近，不是有"推活"这个词吗，指的是对特别喜欢的名人进行应援或者对某种兴趣爱好倾注热情的行为。我觉得这个词语十分巧妙。

不运动也没关系，无论是兴趣还是其他，只要专注于自己热爱的事物就好。

无论多大年纪，拥有热衷的事物的人会过得更加幸福。

既然我们已经身处一个可以活到 100 岁的时代，就应该多活动身体，尽情沉浸在自己热爱的事物中。

当心灵受到触动，身体也会随之而动。

而当身体活跃起来，心灵也会跟着振奋。

衷心祝愿每一位读者都能拥有幸福的百岁人生！

让我们从细微之事做起，
不再轻言放弃

各位在生活中，有没有患上"放弃病"呢？

"我放弃了打扫卫生和整理房间。"

"我放弃了以自我提升为目的的学习。"

"我放弃了亲手准备饭菜。"

"我放弃了外出活动。"

类似这样的放弃，想必大家或多或少都有过吧？

"放弃病"其实是一种不良习惯。一旦我们开始在小事上选择放弃，这种放弃的行为就会像滚雪球一样越滚越大，最终可能会带来极大的困扰。

事实上，担任健身教练的这三年间，我收到了许多人的求助信息。

"这份工作，我已经坚持不下去了。"

这是一位 30 多岁的女性发来的信息，她因为长时间的通勤而疲惫不堪。

"我不想再活下去了。"

这样内容的邮件，我收到了大约 5 封。由于新冠疫情的影响，大家的生活都发生了巨大的变化，心情也变得格外沉重。

然而，在经过多次邮件交流后，所有人最终都给了我积极的答复："我决定不辞职了，因为这是我热爱的工作，我不会放弃。""我不会放弃生活的，我要活下去。"

"即使是我这样的普通人，也为他人提供了一丝丝帮助吧。"

每当这样想，心中就会涌起一股暖流，我由衷地感慨"活着真好"。

"未香"这个名字，据说是我父亲请认识的医生给取的，在 90 年前听起来相当时髦。

然而，我有时会想，这个名字所蕴含的"芬芳未来"的美好寓意，是否真的能如愿呢？

这次，我真心希望能为大家的未来增添一缕香气。

我是真心的哦！

你不特别也没关系。
无论是谁，都一定有自己的擅长之处。
我也是一个从 65 岁才开始锻炼的普通女性。

正如开头所说，我的梦想是让"放弃"从世界上彻底消失。

首先，为了把"放弃"从日本赶出去，我大概要去 47 个都道府县转一圈。

接下来我想给全世界的人打气。

为此，我已经开始努力学习英语。

那么，在与你相见的那一天到来之前，我们彼此都好好地生活吧。

绝对不能放弃！

泷岛未香

2021 年 12 月

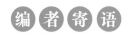

下一个 Takimika，
就是你

我第一次见泷岛未香女士大约是在 20 年前。

而我首次担任私人教练，则是在 11 年前，那时我 34 岁，泷岛女士 79 岁。

当时的我，满怀壮志，刚刚以自由职业者的身份独立开展业务。没有公司招牌作为我的后盾。这种情况下，仍然认可我的价值，举手报名成为第一号私教课程学员的人，正是她。

一开始泷岛女士也只是一位普通的 65 岁女性，并不像现在这样肌肉健硕，但当我们全身心地投入锻炼之中，泷岛女士的身心都有了飞速的提升。

我们并肩走过了八年的健身之路。

我觉得泷岛女士作为一名学员太屈才了，于是把年届 87 岁的她"提拔"为日本最高龄健身教练。

在那个瞬间，你如今看到的 Takimika 诞生了。

随后，Takimika 的活跃领域仍不断扩展，超乎我的想象。每当我看到她充满活力的身影，我都会回想起下面这个场景。

"年纪大了，不行了。"

我的父亲在晚年时，经常这样发牢骚。

我的父亲在 71 岁的年纪便离世了，那已经是好多年前的事情了。

丧命的直接诱因是急性心肌梗死，但根本原因是常年不活动。

父亲曾一心扑在工作上，退休后患上了"职业倦怠"，每天窝在家里。

他总是看电视，连散步都不想去。作为健身界的一员，我真心希望父亲能变得"想运动"。为此，我尝试了各种方法。

但是，父亲对运动不感兴趣，完全不为所动。

父亲勉为其难地加入了健身俱乐部，但很快就退会了。我送给父亲的健身器材也化为"废品"，不知何时被处理掉了。

后来，因久坐不动，父亲的小腿部位长出了巨大的血栓，不久之后这个血栓堵住了心脏的血管。

为什么我没能挽救父亲呢？为此，我也自暴自弃过。但是看到Takimika和她的学员们，我终于明白了。

因为心动之后，身体才会想动。

虽然我知道有些事情已经无法挽回了，但我还是会反复想。

"如果父亲看到Takimika运动的样子，会说什么呢？看到Takimika后，他的心大概会受到触动，从而选择活动身体了吧……"

说不定在九泉之下，他已经偷偷地观察Takimika，火速开始运动了吧。我希望是这样。

有不少人苦于无法养成良好的运动习惯。作为健身界的老手，我对这类人有一个可靠的建议。

运动坚持不下去，不想努力的时候，请一定回想Takimika的样子和Takimika说过的话。

　　她在授课的过程中，总是面带灿烂的笑容，以这样的话语鼓励学生。

　　"感觉吃力的时候，可以做不到，但是不能放弃！"

　　"请每日坚持锻炼，哪怕每次只有1秒！"

　　做不到也没关系。

　　每天坚持吧。

　　这两句话看似矛盾，但想要传达的基本信息是相同的。

　　"请享受运动，并坚持下去吧！"

　　享受和坚持，一定是相辅相成的。

　　所以我希望大家在遇到坎坷的时候，去回忆Takimika的身影以及她阳光般的笑颜，相信你们一定会备受鼓舞。

　　本书不仅介绍了Takimika体操这一运动，还通过介绍Takimika在生活中的样子，向大家传授了保持活力的生活方式。

　　她积极的生活方式中，蕴含了"在享受中坚持"

的深刻启示。

若本书能在各位人生的某些时刻发挥作用，那么作为本书的主编，我将感到无比高兴。

写在最后。

Takimika曾是一名随处可见的普通的 65 岁女性。

作为在之后的 20 年里，亲眼见证了 Takimika一步步成长的人，我有话要说——下一位 Takimika，就是正在阅读的你。

中泽智治

2021 年 12 月